国家社会科学基金重大项目（15ZDC037）成果

手术部位感染风险评估与预警模型建立

主　审　王　忠

主　编　何文英　张　焱　李新梅

副主编　郑丽英　雷君　李　静　苏　梅

编　委（按姓氏笔画排序）

王玉娟　王　忠　王　鹏　毛　璐　邓玉宏　史发林

朱　熠　先疆燕　庄建文　刘　欣　孙鹏丽　芦永华

苏　梅　李延梦　李述刚　李新梅　李　静　何文英

宋新红　张玉萍　张　焱　郑丽英　赵晓军　赵　敏

顾翠红　黄新玲　程亚丽　雷　君　潘颖颖

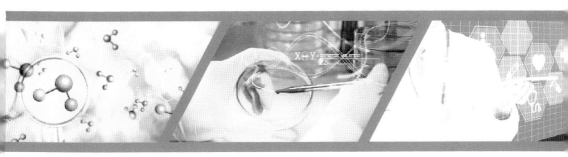

SURGICAL SITE INFECTION RISK ASSESSMENT
AND EARLY WARNING MODEL ESTABLISHMENT

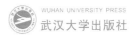

WUHAN UNIVERSITY PRESS
武汉大学出版社

图书在版编目(CIP)数据

手术部位感染风险评估与预警模型建立/何文英,张焱,李新梅主编.—武汉:武汉大学出版社,2018.6
ISBN 978-7-307-20202-3

Ⅰ.手… Ⅱ.①何… ②张… ③李… Ⅲ.外科手术—并发症—感染—预防 Ⅳ.R619

中国版本图书馆 CIP 数据核字(2018)第 097393 号

封面图片为上海富昱特授权使用(ⓒ IMAGEMORE CO. , Ltd.)

责任编辑:胡 艳 责任校对:李孟潇 版式设计:汪冰滢

出版发行:**武汉大学出版社** (430072 武昌 珞珈山)
(电子邮件:cbs22@whu.edu.cn 网址:www.wdp.com.cn)
印刷:北京虎彩文化传播有限公司
开本:720×1000 1/16 印张:12.75 字数:182 千字 插页:1
版次:2018 年 6 月第 1 版 2018 年 6 月第 1 次印刷
ISBN 978-7-307-20202-3 定价:39.00 元

前　　言

随着医疗质量和患者安全越来越受到重视，医院感染的重要性被提到了一个新的高度，而且随着人口老龄化及耐药菌变迁，其防控形式更加严峻。当前的手术部位感染防控，随着质量控制涉及面的扩大、链条的延长，需要控制的位点越来越多，传统的管理模式已经不能适应工作的需要，需要不断探索新的管理模式。

手术部位感染与医疗质量和患者安全密切相关，目前，各级政府对医疗质量的重视以及社会对患者安全的关注，达到了前所未有的程度，在手术患者中，手术部位感染的发生常常与再次手术、再入院、入住重症监护室、住院时间延长、死亡率增加等联系在一起。2016 年 11 月世界卫生组织发布的《预防手术部位感染全球指南》提示，手术部位感染已成为全球公共卫生领域高度关注的问题。

手术部位感染风险受手术本身创伤大小、医疗机构管理水平、医护人员技术等多种因素的影响，也受患者自身免疫状况的影响，感染的发生通常是多种因素共同作用的结果，因此，开展手术部位感染的风险评估与预警研究，明确手术部位感染控制的关键环节与关键人群，对提高手术部位感染防控能力具有重要的指导意义。

本书共分七章，对手术部位感染的风险因素、风险评估与预警模型构建及防控策略进行了系统阐述。第一章介绍手术部位感染相关概念及基本理论、手术部位感染研究现状，系统回顾国内外手术部位感染防控措施；第二章运用文献计量分析、Meta 分析进行手术部位感染的循证研究；第三章调查我国手术部位感染的发病率及医疗机构手术部位感染管理情况；第四章分析医护人员手术部位感染的认知情况，开展手术部位感染风险评估；第五章详细介绍手术部位感染高危患者预警模型、疑似病例预警模型、暴发预警的建立过程及验证结果；第六章从手术部位感染的技术保障机制、组织保障机制、教育培训机制、安全文化机制等方面建立手术部位感染风险防控机制模型；第七章对全书进行总结，从卫生行政部门、医疗机构、医护人员三个层面提出手术部位感染的防控策略。

手术部位感染风险涉及患者自身因素和医疗机构防控水平，本研究历时4年，课题组人员亲赴样本医院查阅大量手术病历，对医疗机构的防控水平进行实地考察，进行现场调查研究、预警模型构建、软件开发及应用三部分研究工作，与国内同类研究相比，本研究在手术部位感染风险防控方面进行了有意义的探索，尤其在预警模型构建方面有一定的突破。通过阅读本书，读者可以了解手术部位感染风险防控相关的知识与方法，并引发读者一定的思考；对于从事手术部位感染相关医务人员及研究学者也有一定的借鉴。

本书得到新疆生产建设兵团卫生科技项目的支持，在成书过程中，编委会成员付出了极大的心血；武汉大学出版社在出书过程中给予了大力协助，在此表示衷心的感谢。

由于时间仓促，以及限于编写人员的经验及水平，书中缺点和不足在所难免，希望读者给予批评和指正。

何文英

2017 年 10 月

目　　录

第一章 绪 论

本章节介绍了研究的背景、意义及主要的研究方法，对国内外手术部位感染研究现状进行描述，系统回顾国内外手术部位感染防控措施，对主要的指南进行分析总结。

第一节 概 述

一、研究背景与意义

手术部位感染（surgical site infection，SSI）是指术后 30 天以内、异物植入术后 1 年内，发生于或接近手术切口部位的感染，包括表浅切口感染、深部切口感染、器官腔隙感染。手术部位感染作为外科术后常见并发症，直接关系到医疗质量和患者安全，其对患者的安全、卫生、经济的影响巨大，成为各个国家医疗质量监管的重点。在手术患者中，SSI 的发生常常与再次手术、再入院、入住重症监护室、住院时间延长、死亡率增加等联系在一起，SSI 患者与非 SSI 患者相比，死亡风险高出 2~11 倍，住院天数延长 7~11 天[1]。随着患者安全意识的日益增长与医疗费用控制之间的矛盾日益突出，手术部位感染问题备受关注。手术部位感染率在不同的国家和地区差异较大，可能与所实行的手术和研究人群之间的差异不同有关，2014 年我国医院感染现患率调查显示，SSI 总体发生率为 1.39%[2]。

外科学发展至今，出血、麻醉等重大问题不断得到解决，但术后感染问题依然是困扰外科医生的一大难题。随着医学技术的不断发展，越来越多的高龄及有合并症的患者开始接受手术治疗，外科疾病和内科问题交织在一起，患者的病情越来越复杂，随着高危人群的增加，由患者自身因素带来的感染风险因素日益凸显，如何提高监测质量，及时发现高危患者和疑似感染病例，并预警给相关人员，是一项具有前沿性、迫切性和实用性的研究。

手术部位感染风险受手术本身创伤大小、医疗机构管理水平、医护人员技术等多种因素的影响，也受患者自身免疫状况的影响。感染的发生通常是多种因素共同作用的结果，手术环节涉及医院多科室跨部门的协作，使用医疗资源最为集中，感染控制措施涉及外科病房、手术室、麻醉科、医学工程部、消毒供应中心等多个部门，术前、术中以及术后的每一个步骤处理不善，都有可能出现手术部位感染风险事件。本研究通过分析手术部位感染风险因素，开展手术部位感染风险评估，建立风险预警模型，筛选手术部位感染防控的关键环节及关键人群，探讨手术部位感染的防控策略，为提高我国手术部位感染防控能力，促进医院感染发展提供重要的理论依据和实践指导。

二、研究方法

（一）资料收集及分析过程

（1）研究内容1："手术部位感染循证研究"。通过查询CNKI、万方、Pubmed等数据库，系统回顾国内外手术部位感染危险因素与控制措施，运用文献计量、Meta分析、系统评价研究手术部位感染的相关危险因素及控制措施。

（2）研究内容2："我国手术部位感染现状调查"。通过分析2014年参与我国医院感染现患率调查的1766所医院上报至卫生部医院感染监测中心的181858例手术信息，获得我国不同切口类型的手术部位感染率及抗菌药物使用率。通过分层抽样的方法，调研我国东、中、西部 14 个省共 199 所医院的手术部位感染管理情况、监测情况、防控情况。

（3）研究内容 3："手术部位感染风险评估"。医护人员风险认知章节以问卷调查的方式，调查我国东、中、西部 12 所二、三级医院 744 名外科医护人员对手术部位感染风险的认知及应对行为。风险评估章节选择了 165 名高级职称手术相关人员参与了风险评价的问卷调查，专家根据经验对手术部位感染防控措施的依从性进行半定性定量的评估，对调查表中列出的风险因素根据发生可能性和后果严重性打分，结果作为风险评价的量化值，根据风险可能性与严重性数值建立风险矩阵。

（4）研究内容 4："手术部位感染风险预测预警模型构建"。回顾性收集我国东、中、西部 6 所三甲医院 2013 年 1 月—2015 年 12 月期间接受手术的 5067 例腹部外科手术患者的病例资料，收集内容包括人口学特征、基础疾病、手术信息、术后感染情况、抗菌药物使用情况五个方面近 49 个变量，所有收集的样本按照 6：4 的比例随机分为建模样本和验证样本，采用 Logistic 回归构建预测模型，以 ROC 曲线下面积（AUC）评价拟合优度，按照预测模型中回归系数的值预警指标及预警指标的分值，按照预测模型中最大约登指数为最佳截断点确定预警的阈值。

（二）统计分析方法

（1）描述性统计分析：计量资料采用均值和标准差描述分布；计数资料采用率和构成比描述分布；统计分析计量资料采用 t 检验；计数资料采用卡方检验。

（2）多元 Logistic 回归分析：在本研究中，因变量 Y 为术后感染发生与否，其取值为 $Y=1$ 和 $Y=0$，X_1，X_2，$\cdots$，X_m 为与术后感染相关的自变量。在 m 个自变量的条件下，$Y=1$ 的概率为 $P=P(Y=1 \mid X_1, X_2, \cdots, X_m)$，则 Logistic 回归模型可表示为

$$\mathrm{Logit}(P) = \ln\left(\frac{P}{1-P}\right) = \beta_0 + \beta_1 X_1 + \beta_2 X_2 + \cdots + \beta_i X_i + \cdots \beta_m X_m$$

其中，β_0 为常数项，β_1，β_2，$\cdots$，β_m 为自变量的系数，表示

在其他风险因素固定的条件下，此风险因素 X 每变化一个单位对结局事件发生概率影响的大小。

第二节　国内外研究现状

一、手术部位感染发病率

手术部位感染率在不同的国家和地区差异较大，可能与所实行的手术和研究人群之间的差异不同有关。据美国国家医院感染监测系统（National Nosocomial Infection Surveillance，NNIS）2008—2010 年的监测数据，SSI 总体发生率为 2.17%[3]，2010—2011 年英国国家健康服务系统（National Health Service，NHS）监测数据，SSI 总体发生率为 1.44%[4]，欧洲医院感染监测控制网（The Hospital in Europe Link for Infection Control through Surveillance，HELICS）2007 年报道的 SSI 总体发生率为 2.94%[5]，2014 年我国医院感染现患率调查报告，SSI 总体发生率为 1.39%。

二、手术部位感染危险因素

手术部位感染影响因素众多，感染的发生通常是多种因素共同作用的结果。对以往相关文献进行归纳总结，手术患者发生 SSI 的危险因素包括患者方面和诊疗方面。患者方面的因素主要包括：高龄、营养状况差、免疫功能低下、伴有基础疾病存在、手术前有感染存在。诊疗方面的因素主要包括：手术室环境的无菌、手术所用的各种材料及器械是否有可靠的消毒灭菌、手术操作过程中的各个环节是否做到严格无菌、手术技巧是否精确细致。手术操作时间是 SSI 的风险因素，手术时间长，会造成更多组织干燥、增加细菌暴露，但更深层次地隐含了有可能是手术困难、手术复杂、大量瘢痕、患者肥胖暴露困难等不能测量的因素。医生的技巧是决定 SSI

最重要的风险因素之一，但有效测量外科医生手术技巧与 SSI 风险之间的关系非常困难。

三、手术部位感染风险预测

（一）手术切口分级

由美国国家研究委员会 1964 年发布，1982 年由美国疾病预防控制中心（Centers for Disease Control，CDC）修订后，用于 SSI 监测。此预测模型由美国科学院（National Academy of Sciences，NAS）和美国国家研究委员会（National Research Council，NRC）合作研究得出，这一研究开创了手术部位感染风险预测的先河，这一分类系统根据手术部位本身的微生物污染程度，将手术切口分为四类：清洁、清洁-污染、污染、感染，使用手术部位切口分级预测手术部位感染简单有效，被广泛使用。至今手术部位切口分级仍然是指导临床医生抗菌药物最重要的依据，也是国家发布抗菌药物指导方案中重要的指标。

（二）NNIS 危险指数

1991 年，CDC 将修订的美国国家医院感染监测系统（National Nosocomial Infection Surveillance，NNIS）危险指数，按照手术当天患者危险因子的数目来对手术患者进行分层。使用三个独立且同等重要的变量来预测 SSI 风险：手术切口分级、手术时间、美国麻醉协会（ASA）分级。手术切口为清洁或清洁-污染的赋值 0 分，手术切口为污染或感染的赋值 1 分，手术时间不超过 75% 百分位数赋值 0 分，手术时间超过 75% 百分位数赋值 1 分，ASA 分级Ⅲ级以下赋值 0 分，ASA 分级Ⅲ级以上赋值 1 分，因此危险指数的得分是 0~3 分，将所有手术患者分为 4 层，NNIS 危险指数是目前使用最广泛的手术部位感染预测系统，使用简单方便，预测效力好。

NNIS 手术风险预测系统变量少，有利于广泛使用，但有效预测变量的减少，降低了 NNIS 手术风险预测系统的预测能力，NNIS

危险指数把所有手术患者分为四类，更适合于群体水平的预测或医疗单位之间医疗质量的比较，对患者个体预测效力有限，目前已发表的一些研究正在尝试寻找更多有特异性的危险指标，以提高对SSI 风险的预测性，有代表性的风险预测模型如 Carl van Walraven[6]、Ebrahim Paryavi[7]等人的研究，他们针对不同手术类型的手术部位感染风险预测方面进行了有意义的探索。

四、手术部位感染监测与预警

医院感染管理是以监测为基础，以控制为目标，通过手术部位感染监测，可以为控制措施提供依据，同时也评价控制措施的效果。目前有关手术部位感染的监测有综合性监测、目标性监测、现患率监测，综合性监测主要是统计手术的感染率，监测涉及面广，但不深入，目标性监测是针对具体的某一手术类型前瞻性的调查，耗时耗力，可以统计分析不同风险分级、不同医生的感染率，手术部位感染的危险因素，以及防控措施落实情况，现患率监测是针对某一时点的监测。

美国自 1974 年建立美国国家院内感染监测系统，开始了医院感染全面综合性监测；1999 年开始放弃医院范围的全面综合性监测，集中重点于成人及儿童 ICU、外科手术切口。以它为模板，欧洲各国，如德国 KISS、英国医院感染全国监视服务系统 NINSS 纷纷仿效，欧盟各国还成立了旨在对成员国医院感染率进行综合比较分析的系统。

我国卫生部 1994 年发布的《医院感染管理规范》提出开展医院感染监测。2000 年重新修订的《医院感染管理规范》提出开展手术部位感染目标性监测。我国由于很多医院感染专职人员不能满足手术部位感染目标性监测要求，卫生部全国医院感染监测网 2001 年开始，每 2 年一次，开展医院感染现患率调查，其中包含手术部位感染监测内容。为提高医院感染监测的工作效率和监测数据的准确性、及时性，我国自 2000 年开始推动医院感染信息化建设，随后，各种医院感染监测系统被研发并被应用到手术部位感染监测实践中，为提升手术部位感染监测提供了有力支持。

在医院感染管理工作的迫切需求，以及计算机技术与网络技术迅猛发展的形势下，医院感染实时监测系统如雨后春笋般被开发出来，据不完全统计，目前我国有公开文献报道的各种监测软件或系统有 30 余个，其中使用最广泛的信息系统是湘雅医院感染管理科任南教授等人与深圳宁远科技有限公司开发的"蓝蜻蜓医院感染实时监测管理系统"和解放军总医院感染管理科刘运喜教授等人与杭州杏林信息科技有限公司开发的"杏林医院感染实时监测系统"，这两个信息系统目前都实现较好的疑似感染病例预警及感染暴发预警，但费用昂贵，很多医院无力购买或不愿购买现成的软件，更愿意自主开发。随着老龄人口和有合并症的手术患者逐渐增多，三级预警也开始出现了巨大的市场需求。

五、手术部位感染防控措施

手术部位感染的控制经历了一个漫长的过程，其内涵与外延亦随着医学的进展而不断深入。为预防与控制手术部位感染，不同国家和地区相继颁布了各自的预防指南。1999 年 4 月美国疾病预防与控制中心（CDC）发布的《手术部位感染预防指南》[8] 是最经典的指南，该指南对手术部位感染的定义、诊断标准、微生物学、发病机制、危险因素、预防措施、SSI 的监测及评估进行了详细描述，并且基于不同级别的研究证据，推荐的措施级别也不相同。英国国家卫生与临床优化研究所（NICE）2008 年 10 月发布的《手术部位感染预防与治疗指南》[9] 是对美国 CDC 指南的更新和补充，对于美国 CDC 指南中未涉及的问题，如术中保温、围手术期给氧、电刀使用、手术薄膜、伤口冲洗等，进行了详细描述，对美国 CDC 指南中一些没有明确的问题，如机械性肠道准备、鼻腔去定值等问题，也根据现有的证据进行了解答。中国香港卫生署、澳大利亚卫生署等也发布了相应的 SSI 防控指南[10,11]。2010 年中国出台了《外科手术部位感染预防控制技术指南》[12]，为指导与规范我国手术部位感染的预防与控制提供了技术依据。这些指南中，美国 1994 年版 CDC 指南发布最早，使用时间最长，随着时代变迁及一些新的证据的出现，2014 年美国感染病学会和美国医疗保健流行病学学会（IDSA/SHEA）发布了最新版《手术部位感染预防指南》[13]。2016 年 WHO 发布的《手术部位感染预防控制指南》根据现有科学证据的力度和成本的影响，对证据级别划分得更细，将所有 29 条推荐等级分为强烈推荐、条件推荐，目的是便于各个国家根据证据级别在当地调整使用[14]。不同的国家和地区发布的 SSI 防控指南，其相关防控措施、证据级别、推荐强度等可能有所差别，具体比较见表 1-1。

表 1-1　各国手术部位感染防控指南比较

防控措施	中国，2010	WHO，2016	美国 SHEA，2014
术前防控措施			
加强营养支持	未提及	条件推荐	推荐
控制血糖水平	推荐	条件推荐	未提及
术前沐浴	未提及	条件推荐	未提及
不应常规去除毛发	推荐	强烈推荐	推荐
避免使用刮刀去除毛发	推荐	强烈推荐	推荐
手术部位消毒剂	推荐	强烈推荐含醇的氯己定	含醇类皮肤消毒剂，氯己定和碘类为宜
手术人员外科手消毒	推荐	强烈推荐	推荐
金葡筛查及去定植	未提及	条件推荐	暴发或控制效果不佳时，针对心胸手术及整形手术
预防用抗菌药物时机	切皮前 30 分钟至 2 小时内或麻醉诱导期	切皮前 2 小时内	术前 1 小时，万古霉素/氟喹诺酮可在术前 2 小时使用

续表

防控措施	中国，2010	WHO，2016	美国 SHEA，2014
合理选择抗菌药物种类	推荐	强烈推荐	推荐
术中追加抗菌药物	若手术时间>3小时/>半衰期的，或失血量>1500ml	手术时间>半衰期	间隔>2个半衰期时间或出血过多（从开始用药算起）
口服抗菌药物进行肠道准备	推荐	条件推荐	推荐
术中防控措施			
抗菌涂层缝线	未提及	条件推荐	不推荐
维持正常体温	推荐	条件推荐	推荐
围手术期氧疗	推荐	强烈推荐	推荐
手术贴膜	未提及	条件推荐	限于胃肠道及胆道手术
抗菌贴膜	未提及	条件推荐	不推荐
切口冲洗	生理盐水	条件推荐	暴发或控制效果不佳时
切口保护罩	未提及	条件推荐	推荐
手术室的层流通风系统	未提及	条件推荐	未提及
术后防控措施			
手卫生	推荐	未提及	未提及
遵守换药标准流程	推荐	未提及	未提及
使用生理盐水进行伤口冲洗	未提及	未提及	未提及

续表

防控措施	中国，2010	WHO，2016	美国 SHEA，2014
术后防控措施			
局部使用抗菌药物促进伤口愈合	未提及	未提及	未提及
使用特殊抗菌材质敷料促进伤口愈合	未提及	条件推荐	未提及
控制术后血糖水平	未提及	未提及	针对心脏手术，小于等于 180mg/dL，麻醉期结束后 18~24h
监测及其相关防控措施			
应用防控措施评估表促进依从性	未提及	未提及	推荐
开展 SSI 监测	推荐	推荐	推荐
利用电子化数据提高监测效能	未提及	未提及	推荐
反馈感染率	推荐	推荐	推荐
反馈依从性	未提及	未提及	推荐
对所有 SSI 防控相关人员进行培训	推荐	推荐	推荐
患者及家属宣传教育	推荐	推荐	推荐
直接观察术中人员操作及环境处理			
直接观察术后人员操作情况			

（一）抗菌药物使用

预防性使用抗菌药物可以降低 SSI 的发生风险，2014 年 IDSA/SHEA 版《手术部位感染预防指南》建议依据以循证医学证据为基础的标准及指南，对患者预防性使用抗菌药物，推荐切皮前 0.5~1 小时内开始用药，最大限度增加组织部位药物浓度，万古霉素和氟喹诺酮类药物可以于切皮前 2 小时给药；2008 年英国 NICE 版指南指出，应在开始麻醉时静脉给予抗菌药物。静脉制剂快速给药保证皮下组织内药物在切皮时达到有效抗菌浓度，并维持到术后 4 小时；若患者术中失血量大于 1500ml 或手术时间超过 3 小时则需术中追加一次抗菌药物使用。

（二）术前备皮

传统观点认为术前剃毛可减少细菌数量，降低术后 SSI 风险。近年来，不断有研究对术前剃毛备皮提出质疑，认为完整的皮肤组织结构是机体与外界环境之间的天然屏障[42]，术前剃毛备皮破坏皮肤完整性，造成肉眼看不见但实际存在的表皮损伤，这些损伤为细菌进入体内创造了条件。目前，美国、英国以及我国香港地区等主要指南及 2014 年 IDSA/SHEA 最新版指南均指出，除非毛发干扰手术操作，否则无需去毛；若需去除毛发，应推剪或使用脱毛剂去除，不建议使用剃毛刀。

（三）皮肤消毒

不同指南建议使用的皮肤消毒剂不同，美国 CDC 推荐乙醇、氯己定和聚维酮碘进行皮肤消毒；英国 NICE 版指南指出聚维酮碘或氯己定（洗必泰）是最合适的皮肤消毒剂；我国香港地区卫生署颁布的指南建议使用氯己定进行皮肤消毒；美国 IDSA/SHEA 最新版指南则提出，若无禁忌证，术前使用含乙醇的消毒剂进行备皮，该指南认为乙醇是一种可用来进行术前皮肤消毒的中效消毒剂，但单独使用不能持久维持抗菌活性，将洗必泰或碘伏混合乙醇可获得快速、持久的叠加消毒作用，但最有效的乙醇消毒组合搭配目前尚不清楚。

（四）保温

低温可降低机体免疫系统功能，从而增加患者术后 SSI 风险。不同指南对围手术期保温建议稍有不同，英国 NICE 版指南建议采取综合性措施将患者围手术期核心体温维持在 36.5~37.5℃；我国香港地区卫生署版指南仅提出结直肠手术患者围手术期应维持核心体温在 36~38℃；美国 2014 年 IDSA/SHEA 最新版指南则指出，应维持患者围手术期体温大于等于 35.5℃。由于麻醉过程中并不是常规监测体温，因此可能有大量的低温患者没有被及时发现。

（五）供氧

组织中保证足够的氧分压对于组织抗感染、切口愈合具有十分重要的意义。低氧会影响细胞的抗感染、抗炎和修复功能，手术过程中及复苏期间血氧饱和度应维持在 95% 以上。目前，英国 NICE 版指南及美国 2014 年 IDSA/SHEA 最新版指南建议手术患者术中或术后供氧。

（六）血糖控制

血糖控制可降低术后手术部位感染发病率，但是血糖水平究竟应该控制到何种程度，目前尚有争议。传统血糖控制是指将血糖控制在 6.1mmol/L（110mg/dl）以下，严格血糖控制会降低手术部位感染发病率，但同时会增加低血糖的发生率。美国 2014 年 IDSA/SHEA 最新版指南建议术后血糖应维持在 10mmol/L（180mg/dl）及以下。

（七）其他措施

其他防控措施包括根据世界卫生组织（WHO）手术清单确保手术符合最佳手术操作过程；建立数据库，对 SSI 进行实时监测；

优化 SSI 数据监控处理，加强 SSI 监控效率；及时向医护人员反馈 SSI 发病率；对医护人员进行 SSI 防控相关知识培训；对患者及其家属进行 SSI 预防宣教；等等。

随着技术和方法的更新，有关预防手术部位感染的临床研究证据不断出现，经指南推荐和循证医学证实，围手术期抗菌药物合理使用、手术室环境控制、手术器械灭菌、加强无菌技术操作、开展监测等，都是预防手术部位感染的有效措施，一些有争议的预防措施还需要更多的证据来证实其有效性。

第三节 我国手术部位感染管理发展历程

一、我国手术部位感染控制工作的变迁

我国的手术部位感染控制工作起步较晚。近年来，通过学习和借鉴发达国家的一些感染控制先进的理念和技术，我国手术部位感染控制工作发展迅速，从标志性的时间点 1994 年开始，到目前经历了三个重要的发展阶段：

（一）兴起阶段

1994 年卫生部颁布的《医院感染管理规范》明确了医院感染监测的任务，也明确了 SSI 属于监控的范围，但那时对手术部位感染只是做发病率的统计，发病率的数据主要来自于医生上报和病案统计科数据，信息滞后。1998 年深圳市妇儿医院手术切口感染暴发事件引起了各级卫生行政部门对我国医院感染管理工作的重视和反思，卫生部于 2000 年重新修订和发布了《医院感染管理规范》，对医院感染管理的组织、职责、重点部门和重点部位的感染防控等各项工作都给予了规范性要求；各级医疗机构开始重视手术部位感染，手术部位感染控制工作开始受到关注。

(二) 全面启动阶段

为了加强医院感染管理工作的进行，我国卫生部组织相关专家通过参考美国 CDC1992 标准，于 2001 年颁布了《医院感染诊断标准（试行）》，其将手术部位感染分为三类：表浅切口感染、深部切口感染、器官腔隙感染。消毒灭菌是切断病原体传播途径，有效预防手术部位感染的重要举措。2002 年卫生部颁发的《消毒技术规范》、《抗菌药物临床应用指导原则》、《医院感染管理办法》进一步提高了各医疗机构对医院感染的认识，促进了手术部位感染的防控工作。2005 年的安徽宿州眼球感染暴发事件及 2009 年的广东汕头剖宫产切口感染事件再次给各级卫生行政部门敲响了警钟。卫生部 2009 年出台了《医院感染监测规范》，对手术部位感染监测提出规范性要求，国内大多数医院开始开展了手术部位感染目标性监测。2009 年出台的《医院消毒供应中心管理规范》、《医院消毒供应中心技术规范》、《医院消毒供应中心灭菌技术监测标准》，促进了消毒供应中心的建设。2010 年出台了《外科手术部位感染预防科控制技术指南》，为手术部位感染防控提供了指导。这些法规、文件的出台，逐步完善了我国手术部位感染的预防和管理体系，为指导与规范手术部位感染的预防与控制提供了技术依据，手术部位感染工作在国内大多数医院普遍普遍开展，并日益受到关注。

(三) 快速发展阶段

2010 年以后，随着整个卫生行业医院感染管理工作的蓬勃发展及医疗系统信息化工作的推进，以及抗菌药物管理及临床微生物室发展，我国手术部位感染监测与防控工作开始了新的局面。从结果监测过渡到过程监测，从手工统计到信息预警，手术部位感染防控工作有了质的飞跃。

二、我国手术部位感染防控工作的成就

近 10 来，我国医院感染管理工作取得了长足的发展与进步，

手术部位感染管理作为医院感染管理的重要组成部分，成效显著，卫生行政部门的重视程度和各级医疗卫生机构领导的支持力度，都有了非常显著的提高。

（一）手术部位感染组织制度体系不断完善

从组织体系上讲，一是国家卫计委将全国医院感染管理工作由医政司护理处转隶到医政司医疗质量管理处，设立专员管理，从国家层面上加大了管理力度；二是建立了医院感染控制标准委员会，使我国医院感染管理工作的科学化、规范化和标准化有了保障；三是建立了全国医院感染管理质量控制中心，完善了国家、省市区的医院感染管理质量控制体系，从质量控制方面加强了引导和监督的力量；四是各级医院建立了医院内的医院感染管理三级网络机构；五是医院感染管理专职人员具有较好医院感染防控能力，形成了一支经验丰富、具有工作热情和奉献精神的队伍。

从制度体系上讲，近几年国家各种规范、标准、制度不断出台，有力地促进了各级医院的感染防控工作。2001 年颁布的《医院感染诊断标准（试行）》，2002 年卫生部颁发的《消毒技术规范》、《抗菌药物临床应用指导原则》、《医院感染管理办法》，卫生部 2009 年出台的《医院感染监测规范》、《医院消毒供应中心管理规范》、《医院消毒供应中心技术规范》、《医院消毒供应中心灭菌技术监测标准》，2010 年出台的《外科手术部位感染预防科控制技术指南》等法规、文件，使手术部位感染管理工作有章可循、有法可依，规范了各级医院的手术部位感染防控工作。

（二）手术部位感染防控能力不断增强

近 30 年来，我国医院手术室和消毒供应中心的建设得到飞速发展，管理也日益加强。特别是在 2009 年卫生部出台了《医院消毒供应中心管理规范》、《清洗消毒及灭菌技术操作规范》、《清洗消毒及灭菌效果监测标准》（WS 310.1/2/3—2009）三个强制性行业标准后，消毒供应中心的建设得到迅速发展。手术室和消毒供应中心的发展为手术环境的清洁和手术器械的灭菌提供了重要的安全保证。随着社会经济条件的发展，医院建设布局、病房环境、预防感染的设施设备得到了改善，对手术部位感染控制起到了积极的作用。

在信息化的推动下，手术部位感染监测由结果监测向过程监测转变，一些医院感染信息系统与医院信息系统（HIS）、医疗检验系统（LIS）、医疗影像系统（PACS）、手麻系统对接良好，可对手术患者实行全过程监控，部分三甲医院已实现了手术部位感染疑似病例的监测预警，为干预措施提供数据支持，提高了工作效率和管理水平。

手术部位感染监测面不断扩大，监测方法不断规范，为手术部位感染管理和控制提供了可靠的科学依据。手术部位感染监测工作的开展，保障了手术患者的安全，通过手术部位感染监测，收集分析数据，掌握医院手术部位感染的流行病学特点，对发病率高的手术类型、检出率的病原菌进行重点监测，实现了重点环节重点防控的感控管理。通过定期向临床反馈手术部位感染率、抗菌药物使用率、病原学送检率等信息，提高了外科医护人员对手术部位感染相关信息的熟悉及重视程度。

为加强抗菌药物管理，2005 年卫生部发布了《抗菌药物临床应用指导原则》。从 2011 年开始，卫生部在全国医疗机构开展连续3 年的抗菌药物临床应用专项整治活动，并于 2012 年颁布了我国《医疗机构抗菌药物临床应用管理办法》，进一步推动了抗菌药物的临床合理应用。2013 年借助"医疗质量万里行"、"三好一满意"等活动，加强了抗菌药物的管理和规范使用。2015 年卫计委对《抗菌药物临床应用指导原则》进行了修订，对手术患者抗菌药物的选择、使用的方法给予更明确的指导。由于国家行政机构的不断加码，各级医疗机构逐渐加强抗菌药物使用管理，围手术期用药更加规范。

（三）手术部位感染防控工作成效明显

随着外科微创技术的不断发展，围手术期处理措施的持续改进，医院手术室、供应室等硬件环境的改善，以及信息化等软件环境的不断完善，使手术部位感染率维持在可控水平，并呈下降趋势。

围手术期抗菌药物管理卓有成效，各级医院以抗菌药物专项整治和三甲复审为契机，加强了对围手术期抗菌药物管理，围手术期抗菌药物使用率呈逐渐下降趋势，术前 0.5～2 小时给药执行率明显提高。

（李静　王鹏　李新梅　何文英　赵敏）

◎ 参考文献

1. Jenks P J, Laurent M, Mcquarry S, et al. Clinical and economic burden of surgical site infection（SSI）and predicted financial consequences of elimination of SSI from an English Hospital［J］. Journal of Hospital Infection, 2014, 86（1）: 24-33.

2. 任南, 文细毛, 吴安华. 2014 年全国医院感染横断面调查报告［J］. 中国感染控制杂志, 2016, 15（02）: 83-87.

3. Edwards J R, Peterson K D, Mu Y, et al. National Healthcare Safety Network（NHSN）report: Data summary for 2006 through 2008, issued December 2009［J］. American Journal of Infection control, 2009, 37（10）: 783-805.

4. Agency H P. Surveillance of surgical site infections in NHS hospitals in England 2010/2011［R］. London: HPA, 2011.

5. Wilson J, Ramboer I, Suetens C. Hospitals in Europe Link for Infection Control through Surveillance（HELICS）. Inter-country comparison of rates of surgical site infection - opportunities andlimitations［J］. Journal of Hospital Infection, 2007, 652: 165-170.

6. van Walraven C, Musselman R. The Surgical Site Infection Risk Score（SSIRS）: A model to predict the risk of surgical site infections［J］. Plos one, 2013, 8.

7. Paryavi E, Stall A, Gupta R, et al. Predictive model for surgical site infection risk after surgery for high-energy lower-extremity fractures: Development of the Risk of Infection in Orthopedic Trauma Surgery Score [J]. Journal of Trauma and Acute Care Surgery, 2013, 74 (6): 1521-1527.

8. Mangram A J, Horan T C, Pearson M L, et al. Guideline for Prevention of Surgical Site Infection, 1999. Centers for Disease Control and Prevention (CDC) Hospital Infection Control Practices Advisory Committee [J]. Am J Infect Control, 1999, 27 (2): 97-132, 133-134, 96.

9. Leaper D, Burman-Roy S, Palanca A, et al. Prevention and treatment of surgical site infection: summary of NICE guidance [J]. BMJ, 2008, 337: a1924.

10. Center for Health Protection. Recommendations on prevention of surgical site infection [R]. Hong Kong: Centre for Health Protection, 2008.

11. Government of Western Australia Department of Health. CPI guide: Surgical site infection prevention [EB/OL]. http //www. safet and quality. health. wa. gov. au /docs /squire / HP11557 surgical- site-web. pdf [2012-04-12].

12. 卫生部办公厅关于印发《外科手术部位感染预防与控制技术指南（试行）》等三个技术文件的通知. 卫办医政发〔2010〕187号 [EB/OL]. http: //www. nhfpc. gov. cn /mohyzs /s3594 / 201012 /50039. shtml.

13. Anderson D J, Podgorny K, Berrios-Torres S I, et al. Strategies to prevent surgical site infections in acute care hospitals: 2014 update [J]. Infect Control Hosp Epidemiol, 2014, 35 (6): 605-627.

14. Global Guidelines for the Prevention of Surgical Site Infection [EB/OL]. http: // www. who. int /infection-prevention /publications / ssi-prevention-guidelines /en.

第二章 手术部位感染循证研究

对手术部位感染及风险的相关文献进行系统回顾，对相关概念进行界定，运用文献计量分析、Meta分析研究手术部位感染的相关危险因素及控制措施，对相关研究进行分析和总结，获取医院手术部位感染防控的循证证据。

第一节 相关概念及理论基础

一、风险相关概念及理论基础

(一) 风险的概念及特征

风险 (risk) 最基本的含义为：发生危险或遭遇伤害的可能性 (the probability of meeting danger or suffering harm)《牛津英语词典》。经济学、社会学、管理学中，风险通常指某一特定事件发生的可能性及后果[1]，风险有三个基本特征：客观性、偶然性以及可测性。所谓客观性，是指风险是一种客观存在，不受人的主观意志所支配，虽然可以通过采取防范措施降低风险和损失，但不可能完全将其消除；所谓偶然性，是指针对个别事件而言，风险和后果之间并非必然联系，某一事件是否会发生及发生后会造成什么样的损失，具有很大的偶然性；所谓可测性，是指一定数量的同质事件或个体，在某些特定条件下，风险的发生是具有规律可测的。流行病学中一般将 risk 翻译为危险度，即某个事件将要发生的概率，在疾病预防控制领域，风险因素和危险因素是两个容易混淆的概念，它们共同的含义是指能够引起或增加风险事件发生的机会或影响损失的严重程度的因素，风险和危险并无实质性区别，但一般来说，风险较为抽象，由多个因素构成，其结果具有两面性（可能获益、可能受损）；危险通常针对某一具体的因素而言，其结果多表现为损失或损害，由于在疾病预防控制中，通常我们考虑的是负面结果，因此风险因素实质上还是危险因素。

（二）监测、预测与预警

监测、预测和预警是疾病监测预警体系框架中的三个既容易混淆又相互关联的概念。监测和预警是两个重要功能，而将这两项功能紧密连接的则是预测分析。监测是对事件状态的监控和描述；预测是对其发展态势的估计和判断，预测是以监测为基础的，预测是监测的延续；预警是根据监测的信息以及预测的结果来决定是否发出警报和发出警报的级别，是在预测基础上发展而来的[2]。预测与预警两个概念既有联系又有区别，从某种角度上，预警可看做一种特殊的定性预测，或者是预测技术的一种应用特例，然而在使用上，预测与预警仍然是有区别的两个概念：①预测强调对尚未发生事情做出描述，更关注事物发展的估计和测算；预警强调可能发生事情或正在发生的事情进行探测，据此发出警示信息，用于指导行动。②在方法学上，预警多基于容易获取的有限信息，对事物的发生做出判断，结果为定性结果；预测可以使用更加广泛的信息来建立复杂的预测模型，比如时序模型、判别模型、回归模型等，预测的结果可能表述为定性结果，但更多表述为定量结果。③在结果上，预测的关键是计算预测值，并不一定给出相应的评判，即不需要预先设置界限来判断结果；预警的关键是分析警情，并依据警情的严重程度给出相应的评判，需要预先设置相应的界限。④在任务上，预测的任务则是了解未来事物的状态，一般不设置报警的功能，而预警的主要任务则是分析系统的不良状态，对不希望的结果发出警示信息，要有报警功能，并对此制定相应的对策措施。由此可见，预警是预测的一种特殊形式，是一种更高层次的预测。因此可以总结为：先有监测，再有预测，然后才有预警；预警具有先觉性、动态性和深刻性；预警要有评价和一般预测等大量前期工作做基础。

（三）风险相关理论

1. 内部控制理论

内部控制是现代新兴的管理理论，注重对管理过程的控制和管理风险的防范，一般是指管理主体为了达到特定管理目标所采用的一系列的管理制度、程序和方法，通过这些制度、程序和方法的相互联系和影响，共同发挥作用，达到防范和控制风险，提高管理质量和效率的目的[3]。

内部控制的责任主体是该组织的负责人、有关管理层和相关人员来共同实施的控制行为。内部控制是对组织内部事务的控制，就组织内部管理所涉及的事务进行控制，对组织内部所涉及的方方面面事物都在控制范围之内。内部控制的方法和手段是通过制定政策、制度和程序规范，控制过程实施来实现的。内部控制是对控制目标的实现提供合理保证的过程，在内部控制中不仅要制定严密的控制政策、控制程序，更为重要是这些制度的贯彻执行以保证内部控制目标的实现。

内部控制对手术部位感染防控具有指导意义，医疗机构应落实各职能部门及各级医务人员的责、权、利，制定手术医疗质量控制目标，明确各个部门在手术部位感染控制中的工作职能及责任分工。

内部控制范围广泛，手术部位感染管理是涉及医疗机构全员、全方位、全过程的管理，手术部位感染作为医院感染中的重要组成部分，它的各个层面、各个影响因素并不是单独存在的，一个方面出现问题，势必会影响到其他方面，于是手术部位感染防控过程中既要注重医疗机构组织内部的协调，也要注重组织医疗机构与外部组织的联系，把医疗机构与外部环境看做一个相互联系的动态过程和有机整体；既关注医疗机构的组织结构，也关注手术医疗质量管理的过程；既强调手术部位管理组织体系的目标，又强调在手术部位感染管理中医护人员行为的因素。

内部控制通过制度的落实来保证目标的实现，因此制度是基础、落实是关键。应制定手术部位感染相关的法律法规、制度和操作规程，各级组织定期开展监督检查，保证各项制度落实到位，实施以过程质量控制为重点的手术质量管理，以保证目标的实现。

2. 风险管理理论

风险管理是管理决策技术之一，它是指为改变一个个体或群体的某一风险水平而采取的风险识别、处理等一系列步骤，可分为 5 个联系紧密但实施上有先后顺序的环节，即风险识别、风险分析、风险评估、风险应对、督导和审查[4]。

风险管理是一种通过对风险的识别、衡量、评价和控制，运用最小的成本实现最大的安全保障效用的科学管理方法。风险识别、风险评估、风险控制是风险管理的最基本的三个环节。风险识别包括识别风险源、影响区域、事件（包括环境变化）以及致因和潜在后果，风险分析包括考虑风险的致因和来源，以及所带来的正面和负面的后果及这些后果发生的可能性，风险评价的目的是，基于风险分析的结果，帮助做出有关风险需要处理和处理实施优先的决策。风险处理包括选择一种或几种修正风险的方案，以及具体实施方案。

风险管理对手术部位感染防控具有指导意义，风险管理对手术部位感染管理提供了强大的理论支持，医疗过程所具有的高风险性，以及过程的复杂性，在手术治疗方面表现得尤为突出，从管理的层次上来说，手术质量涉及卫生行政部门、医疗机构、医护人员、患者；从相关部门来看，涉及医务科、护理部、医院感染管理科、消毒供应中心、医学工程部等多个部门，管理不善、操作不规范，都有可能引发手术部位感染。因此，医疗机构可围绕风险管理的基本要素，制定手术部位感染管理的方案，使用各种方法，从各种角度识别手术部位感染的主要风险因素，筛选出手术部位感染的高危人群和控制的重点环节，进行重点环节重点控制，加强对手术部位感染管理质量信息的反馈，使风险管理的理念贯穿于手术部位感染管理的全环节和全过程。

二、手术部位感染相关概念

手术部位感染风险是指手术患者由于医疗因素及患者自身因素所导致的发生手术部位感染的可能性。

手术部位感染风险事件是指手术后 30 天以内、异物植入术后 1 年内发生的手术部位感染，即感染的可能性变成了现实。

手术部位感染风险因素是指与手术相关的整个医疗活动中，引起或促使手术部位感染风险事件发生的潜在原因和条件。

（一）手术部位感染相关概念

1. 医院感染

医院感染的定义是住院病人在医院内获得的感染，包括在住院期间发生的感染和在医院内获得出院后发生的感染，但不包括入院前已开始或入院时已存在的感染[5]。医院感染部位主要为下呼吸道、泌尿道、手术部位。医院感染不仅给患者带来身体和经济上的严重损害，而且造成卫生资源的浪费，从而增加患者、医院及国家的负担；当前，医院感染已成为突出的公共卫生问题。随着经济社会的发展，人们对医疗质量的要求也越来越高，医疗质量的主要内容包含诊断是否正确，治疗是否有效，有无并发症，医院感染的控制是医疗质量的重要内容。医院感染管理就是按照医院感染的客观规律，运用有关理论和方法，对医院感染进行有计划、有组织的控制活动，属于医院质量管理范畴。

2. 手术

手术是指医生用医疗器械对病人身体相关部位进行的切除、缝合等治疗的程序。依据其技术难度、复杂性和风险度，将手术分为四级：

一级手术是指风险较低、过程简单、技术难度低的普通手术；

二级手术是指有一定风险、过程复杂程度一般、有一定技术难度的手术；

三级手术是指风险较高、过程较复杂、难度较大的手术；

四级手术是指风险高、过程复杂、难度大的重大手术。

3. 手术切口分类

手术切口分类是根据手术切口本身的可能的微生物污染程度来划分的，是是否需要进行抗生素预防的重要依据。手术切口分为四类：

（1）清洁切口（Ⅰ类切口）：手术未进入炎症区，未进入呼吸、消化及泌尿生殖道，以及闭合性创伤手术符合上述条件者。

（2）清洁-污染切口（Ⅱ类切口）：手术进入呼吸、消化及泌尿生殖道，但无明显污染，例如无感染且顺利完成的胆道、胃肠道、阴道、口咽部手术。

（3）污染切口（Ⅲ类切口）：新鲜开放性创伤手术；手术进入急性炎症但未化脓区域；胃肠道内容有明显溢出污染；术中无菌技术有明显缺陷者。

（4）污秽-感染切口（Ⅳ类切口）：有失活组织的陈旧创伤手术；已有临床感染或脏器穿孔手术。

4. 手术部位感染诊断标准

手术部位感染（surgical site infection，SSI）是指术后 30 天以内、异物植入术后 1 年内，发生于或接近手术切口部位的感染，包括表浅切口感染、深部切口感染、器官腔隙/感染。

外科手术部位感染分为切口浅部组织感染、切口深部组织感染、器官/腔隙感染。

（1）切口浅部组织感染。手术后 30 天以内发生的仅累及切口皮肤或者皮下组织的感染，并符合下列条件之一：切口浅部组织有化脓性液体；从切口浅部组织的液体或者组织中培养出病原体；具有感染的症状或者体征，包括局部发红、肿胀、发热、疼痛和触痛，外科医师开放的切口浅层组织。

（2）切口深部组织感染。无植入物者手术后 30 天以内、有植入物者手术后 1 年以内发生的累及深部软组织（如筋膜和肌层）的感染，并符合下列条件之一：从切口深部引流或穿刺出脓液，但脓液不是来自器官/腔隙部分；切口深部组织自行裂开或者由外科医师开放的切口，同时，患者具有感染的症状或者体征，包括局部发热，肿胀及疼痛；经直接检查、再次手术探查、病理学或者影像学检查，发现切口深部组织脓肿或者其他感染证据。

（3）器官/腔隙感染。无植入物者手术后 30 天以内、有植入物者手术后 1 年以内发生的累及术中解剖部位（如器官或者腔隙）的感染，并符合下列条件之一：器官或者腔隙穿刺引流或穿刺出脓液；从器官或者腔隙的分泌物或组织中培养分离出致病菌；经直接检查、再次手术、病理学或者影像学检查，发现器官或者腔隙脓肿或者其他器官或者腔隙感染的证据。

手术部位感染分为临床诊断和病原学诊断两个层面，临床诊断是前提，切口是否感染，对Ⅰ～Ⅳ类切口的判断标准是一致的，有脓液、培养出病原体、有感染的症状或体征，需要澄清的是：①污染切口（Ⅲ类切口）意味着已有被感染的可能性，但污染并不等于感染；②术中解剖部位是污染的或感染的，并不代表切口是污染的或感染的，如坏阻性阑尾炎穿孔行阑尾切除手术（Ⅳ类切口），术中解剖部位是感染的，但手术时切口皮肤或皮下软组织并没有感染，手术中对切口进行保护，可以避免切口感染；③对于切口皮肤及软组织本身有感染、溃疡、坏死的手术（Ⅳ类切口），不诊断手术部位感染，按社区感染处理。

5. 手术风险分级

美国的"国家医院感染监测系统"中"手术风险分级标准"（NNIS）是国际医疗质量指标体系通用的标准[6]。手术风险标准是根据手术切口清洁程度、麻醉分级、手术持续时间这三个变量得到的。手术风险分为四级，具体计算方法是将手术切口清洁程度、麻醉分级和手术持续时间的分值相加，总分 0 分对应 NNIS-0 级，1 分对应 NNIS-1 级、2 分对应 NNIS-2 级，3 分对应 NNIS-3 级。

麻醉分级（ASA 分级）：美国麻醉医师协会（ASA）于麻醉前，根据病人体质情况和对手术危险性进行分类，共将病人分为 6 级：

P1 正常的患者：患者的重要器官、系统功能正常，对麻醉和手术的耐受良好，正常情况下没有什么危险。

　　P2 患者有轻微的临床症状：患者有轻微的系统性疾病，重要器官有轻度病变，但代偿功能健全，对一般麻醉和手术可以耐受，风险较小。

　　P3 患者有明显的系统临床症状：患者有严重的系统性疾病，重要器官功能受损，但仍在代偿范围内，行动受限，但未丧失工作能力，施行手术和麻醉有一定风险。

　　P4 患者有明显的系统临床症状，且危及生命：患者有严重的系统性疾病，重要器官病变严重，功能代偿不全，已经丧失工作能力，经常面临对其生命安全的威胁，施行麻醉和手术风险很大。

　　P5 如果不手术患者将不能存活：患者病情危重，濒临死亡，手术是孤注一掷，麻醉和手术异常危险。

　　P6 脑死亡的患者。

　　手术持续时间，在美国一般使用某一种手术的 75% 的百分位数作为该手术的标准时间。中国医师协会在手术风险分级时，以 3 小时作为标准时间（表 2-1）。

表 2-1　手术风险分级赋分标准

分值	手术切口	麻醉分级	手术持续时间
0分	Ⅰ类切口、Ⅱ类切口	P1、P2	未超出 3 小时
1分	Ⅲ类切口、Ⅳ类切口	P3、P4、P5	超出 3 小时

（二）手术部位感染风险特点

　　手术部位感染风险受手术本身创伤大小、医疗机构管理水平、医护人员技术等多种因素的影响，也受患者自身免疫状况的影响。风险所具有的三个基本特征——客观性、偶然性和可测性，也体现在手术部位感染风险中，只要做手术就有可能发生手术部位感染，人们只能在一定程度上预防和减少风险，却无法完全规避和消灭风险；但就某个患者而言，手术部位感染是医疗因素和患者因素综合作用的结果，它的发生是偶然性和必然性的统一。手术部位感染风险有它自身的规律，人们可以认识和掌握这种规律，在一定程度上预防和减少风险。

1. 医学技术的复杂性

医疗服务具有专业性、复杂性、相互依赖性、不确定性和高风险性的特点，在手术治疗方面表现得尤为突出，手术作为一种外科治疗的重要手段，在给病人治疗疾病的同时，也造成了病人不同程度的身体创伤和痛苦，医学科学的局限性、手术创伤性及患者个体差异复杂性是手术部位感染风险的内在属性。

2. 医疗过程的高风险性

手术环节涉及医院多科室跨部门的协作，使用医疗资源最为集中，感染控制措施涉及医务科、外科科室、手术室、麻醉科、医学工程部、消毒供应中心等多个部门，规章制度落实不到位、诊疗流程设计不合理、设备维护不到位等因素都可增加手术部位感染风险事件发生的概率，甚至导致医院感染暴发。

3. 诊疗效果的不确定性

诊疗效果受专业分工、技术水平及个体差异等条件的限制。人的因素是手术部位感染风险中最不确定的因素。手术医生及手术团队的专业技术水平直接影响手术部位感染风险的大小。术前、术中以及术后的每一个步骤处理不善，都有可能出现手术部位感染风险事件。

4. 医疗对象的非选择性

随着内科学、重症医学、麻醉学等相关支持学科的发展，手术几乎已无"禁区"，手术患者的身体机能和健康状况、免疫功能状况等影响手术部位感染发生概率。

（三）手术部位感染风险成因

外科手术部位感染的发生是宿主和微生物间相互作用、相互斗争的结果。引起术后感染所需的最低条件是有细菌来源，有传播细菌的载体，以及细菌经切口进入人体。然而术后是否感染，则往往与细菌进入切口的数量、细菌的致病力、宿主的体抗力有关，因此术后感染的危险性可表示为：

$$污染切口的细菌数×毒力/人体免疫力$$

该公式可解释严重污染伤口之所以不发生感染是由于宿主具有顽强的抵抗力。鉴于手术时切口均有不同程度的细菌污染，根据以上公式可以说明宿主全身和局部的免疫功能状态正常与否，与手术部位感染的发生有密切而重要的关系。

1. 细菌

随着细菌数量增加，感染风险也随之增加，用细菌量与手术部位感染发生例数作曲线图，风险曲线是典型 S 形生物学曲线。伤口的类型、深度、部位和组织灌注水平等许多因素影响微生物的数量和种类。Krizek 和 Robson 证明，如果手术部位每克组织被 10^5 cfu/g以上微生物污染时，感染的危险显著升高，当有缝线、异物、坏死组织等存在时，每克组织中有 10^2 cfu/g 微生物就能引起感染[7]。手术野中种植的细菌可以来自病人的皮肤、消化道、呼吸道，或来自于未经过严格消毒的器械物品、手术室空气，也有可能来自于手术组人员的手、皮肤、头发。

2. 细菌毒性

微生物可能带有或产生毒素以及其他物质，可以增强它们侵入宿主、在宿主体内产生危害或在宿主组织表面或组织内存活的能力。大多数革兰氏阴性菌产生内毒素，刺激细胞因子产生，细胞因子能触发全身炎症反应综合症，一些细菌表面成分，特别是多聚糖外壳，可以抑制宿主对微生物污染的紧急早期防御反应。大多数革兰氏阳性菌能产生破坏细胞膜或影响细胞新陈代谢的外毒素，产生多糖-蛋白质复合物和被称为"黏质物"的相关成分，可以保护细菌免受宿主对微生物防御反应，或者抑制抗生素与细菌结合或进入细菌。

3. 人体免疫力

（1）手术创伤造成机体免疫功能受抑制，在大手术及复杂手术后尤为严重，表现为：①中性粒细胞趋向作用异常；②抗体水平下降，对新抗原产生抗体的能力降低；③周围血 T、B 细胞总数减少，抑制 T 细胞/辅助 T 细胞（TS/TH）比值异常。

（2）机体免疫功能受损，对病原体的抵抗力下降，可能成为感染的诱因，免疫功能受损常见原因为：①有严重基础疾病，如白血病、尿毒症、糖尿病、肝硬化及先天性免疫缺陷症等；②老年人和婴幼儿；③接受免疫抑制疗法。

（3）局部免疫功能受损的因素：①组织缺血、局部血液循环不良，如休克和低血容量使切口局部的血液供应不足，组织缺血即使是短暂的，数量不足以引起感染的细菌也能迅速繁殖而引起感染。②血肿、缝线异物、坏死组织会降低切口对细菌污染的局部抵抗力，Altemeier 等证明，缝线、异物或坏死组织能降低葡萄球菌最低化脓剂量 10000 倍[8]。

第二节　手术部位感染文献计量分析

随着近年来政府及社会对医院感染的日益重视，我国学者围绕手术部位感染进行了大量研究，也取得了丰硕的成果，为了解我国手术部位感染研究现状，本书采用文献计量学分析，对 2000 年以来我国手术部位感染的文献做一全面筛选，以求更加全面的认识手术部位感染研究状况，探讨有关手术部位感染的研究重点和发展趋势。

计算机检索中国生物医学文献数据库（CBM）、中国期刊全文数据库（CNKI）、维普数据库（VIP）、万方数据库，以"手术部位感染 or 切口感染 and 危险因素"为检索词，收集 2000 年 1 月至 2016 年 3 月间国内公开发表的关于手术部位感染危险因素的研究文献。4 个数据库共检索到相关中文文献 2379 篇，通过 Note express 查重后，剔除重复文献 1069 篇，阅读文献题目及摘要剔除与主题不相关文献 243 篇，阅读全文后剔除与主题不相关文献 31 篇，最终纳入文献 1036 篇。

一、文献年代与地区分布

文献的外部特征包括文献的题目、作者、作者工作单位、出版年、期刊名称、资助基金等。在限定年限（2000—2016 年）内，共检出中文文献 1036 篇。从年代分布来看，2000—2005 年 40 篇，占全部文献的 3.86%；2006—2010 年 189 篇，占 18.24%；2011—2016 年 807 篇，占 77.9%，2010 年以后，相关文献量急剧上升，体现出我国学者对手术部位感染的关注程度日益增高。如图 2-1 所示。

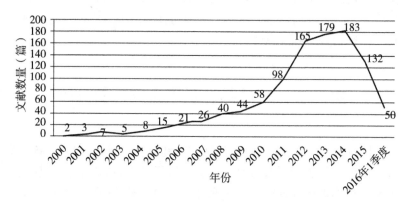

图 2-1　手术部位感染文献年代分布

　　目前，关于手术部位感染，国内学者的关注程度日益增强，这是相关文献量变化的根本原因。2010 年以后文献增长量较快，可能与 2009 年我国出台《手术部位感染预防与控制指南》及《抗菌药物指导原则》后，相关学者对手术部位感染关注程度日益增高有关，说明政府重视对手术部位感染科学研究的重要影响，科学技术的存在与发展也是文献量变化的重要原因。

　　对检索到的 1036 篇中文文献进行地区文献量排名，并对其进行百分比、累计百分比计算，可看出，文献量分布较多地区为北京（122 篇，占 11.7%）、浙江（107 篇，占 10.4%）、广东（79 篇，占 7.6%）、河南（72 篇，占 6.9%）、四川（68 篇，占 6.5%）、山东（72 篇，占 6.9%）、江苏（56 篇，占 5.4%）、湖北（48 篇，占 4.6%）、湖南（43 篇，占 4.1%）、上海（42 篇，占 4.0%），这 10 个地区的累计百分比达到全部文献量的 65%。如图 2-2 所示。

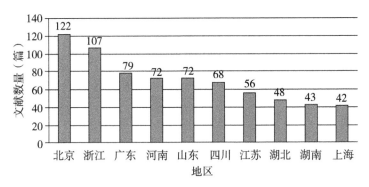

图 2-2　手术部位感染文献分布前十位地区

二、文献期刊来源

1036 篇文献分布在 265 种杂志中，发文量较多的杂志为《中华医院感染学杂志》（226 篇，占 21.8%）、《中国感染控制杂志》（53 篇，占 5.11%）、《中国消毒学杂志》（27 篇，占 2.66%），这 3 种杂志发文量累计百分比达到全部文献量的 30%，总体来说，除了这 3 种杂志发文量比较集中外，其他杂志文献分布比较散，发文 5~11 篇的杂志有 28 种，发文 2~4 篇的杂志有 34 种，其余 200 种杂志发文量平均为 1~2 篇，一些外科医生撰写的论文更多发表在相应的外科学杂志和学报上，包括中华医学会系列杂志。

三、研究领域分布

对 1036 篇文献分别抽取每篇论文关键词进行频次统计，结果显示，出现频次超过 30 次的关键词是：抗菌药物（112 次）、手术部位（90 次）、围手术期（76 次）、目标性监测（71 次）、手术切口（67 次）、外科手术（63 次）、预防（43 次）、手术室（33 次）、护理（31 次）。

通过文献主题分析发现，研究领域主要集中于手术部位的感染

率、危险因素、抗菌药物使用、防控措施、病原菌等,感染率较高
的普外科手术、神经外科手术、心胸外科手术,是研究报道次数较
多的手术类型。见表2-2。

表 2-2　手术部位感染中文文献研究领域分布

研究领域	文献篇数	构成比
危险因素	277	26.74
感染率	181	17.47
抗菌药物	168	16.22
病原菌	53	5.12
经济学评价	26	2.51
防控措施	22	2.13
其他	110	10.62
合计	1036	100.00

四、手术部位感染率

不同的手术类型手术部位感染率不同,总的感染率是 8.20%
(发生率范围 0.35% ~ 37.30%),手术部位感染率较高的是普外科
手术、占比神经外科手术、心胸外科手术,分别为 9.61%、4.29%
和 6.45%,其中,普外科手术中又以肝胆手术和胃肠道手术感染
率较高。见表 2-3。

表 2-3　各类型手术的手术部位感染率

手术类型	文献篇数	调查病例数	感染病例数	感染率(%)	感染率范围
普外科手术	63	37813	3633	9.61	0.86 ~ 37.30
胃肠道手术	23	14030	1150	8.20	6.06 ~ 12.53

续表

手术类型	文献篇数	调查病例数	感染病例数	感染率（%）	感染率范围
肝胆手术	26	15843	2027	12.8	7.24~23.50
其他普外手术	14	7940	456	5.74	0.86~37.30
心胸外科手术	18	16284	698	4.29	1.93~17.00
神经外科手术	15	13264	855	6.45	3.41~13.90
骨科手术	49	69769	1642	2.55	0.57~8.30
妇产科手术	4	19814	671	3.39	2.11~35.00
泌尿科	6	5332	131	2.46	1.65~4.20
五官科	7	11751	215	1.83	0.47~7.91
整形外科	1	4231	15	0.35	0.35
合计	1036	178258	7860	8.20	0.35~37.30

五、手术部位感染病原菌

从文献报道次数和检出数来看，排前 7 位的是：大肠埃希菌、金黄色葡萄球菌、铜绿假单胞菌、肺炎克雷伯菌、表皮葡萄球菌、阴沟肠杆菌、鲍曼不动杆菌，这 7 种病原菌检出数累计百分比达到全部检出数的 82.7%。见表 2-4。

表 2-4 手术部位感染病原菌

病原菌	文献篇数	检出株数	构成比
大肠埃希菌	23	4205	21.54
金黄色葡萄球菌	21	3200	16.39
铜绿假单胞菌	20	3240	16.60
肺炎克雷伯菌	19	2084	10.67

续表

病原菌	文献篇数	检出株数	构成比
表皮葡萄球菌	14	1480	7.58
阴沟肠杆菌	13	895	4.58
鲍曼不动杆菌	12	1046	5.36
粪肠球菌	10	705	3.61
肠球菌	9	534	2.74
真菌	9	579	2.97
屎肠球菌	6	271	1.39
凝固酶阴性葡萄球菌	5	828	4.24
肺炎链球菌	3	293	1.50
不动杆菌	3	109	0.56
白色念珠菌	2	35	0.18
肠杆菌	2	9	0.05
分枝杆菌	1	1	0.01
厌氧菌	1	7	0.04
沙门菌属	1	2	0.01
合计	174	19523	100.00

六、手术部位感染危险因素

手术部位感染影响因素众多，不同的学者从不同的角度进行了分析，在研究危险因素的 277 篇文献中，研究者根据意愿选择了不同的手术类型，根据手术类型不同，危险因素不同，危险因素与手术部位感染的关联强度也不同，但对其共性的危险因素进行系统评价，仍可指导手术部位感染的预防和控制。本书仅对原始研究中单因素和多因素分析有统计学意义的危险因素进行统计。单因素分析中，报道次数较多的危险因素是手术时间、年龄、糖尿病、切口类型、体重指数。多因素分析中，报道次数较多的是手术时间、糖尿病、年龄、切口类型等。相关危险因素强弱依次为：手术时间（OR＝3.45）、糖尿病（OR＝3.11）、急诊手术（OR＝3.08）、切口类型（OR＝2.95）。见表2-5。

表2-5 手术部位感染危险因素

危险因素	单因素分析	多因素分析		
	有统计学意义次数	有统计学意义次数	OR 值中位数	OR 值范围
性别	6	3	0.99	0.87～2.70
年龄	34	26	1.24	1.03～11.91
体重指数	23	16	2.13	1.13～3.76
糖尿病	32	29	3.11	1.27～33.10
ASA 分级	8	3	1.42	1.14～2.83
切口类型	25	21	2.95	1.89～13.10
切口长度	18	7	1.93	1.25～5.50
手术时间	51	48	3.45	1.37～44.92
住院时间	17	11	2.93	1.1～3.95
急诊手术	15	9	3.08	1.10～6.37
抗菌药物使用	11	13	1.21	0.32～6.23
全麻	6	2	2.06	2.46～2.49
术中失血量	14	7	2.19	1.02～5.50
侵入性操作	7	2	1.49	1.92～2.36
腹部手术史	4	2	0.93	1.37～1.76
术后引流	17	9	1.34	1.22～2.73

第三节 手术部位感染危险因素的 Meta 分析

国内大量文献报道了手术部位感染多种可能的危险因素，但结果不尽相同。本书在 277 篇研究危险因素文献的计量分析基础上，根据文献的纳入与排除标准，进一步提取了 51 篇文献进行了 Meta 分析，以求更加全面地认识手术部位感染发生的危险因素。

一、文献纳入与排除标准及统计过程

（一）文献纳入与排出标准

文献纳入标准（1）文献为手术部位感染危险因素的病例对照研究或队列研究；（2）研究的样本量至少大于 100 例；（3）研究中对手术部位感染诊断标准及发现感染病例方法表述清楚；（4）相关危险因素定义明确，量化方式基本一致；（5）提供研究的原始基础数据，提供 OR 值及 95%CI 或通过数据可以进一步计算出 OR 值及 95% CI。

文献排除标准：排除重复、无关、信息不全、无详细内容的会议摘要及综述文献。

（二）统计过程

本书采用 Revman5.2 软件进行 Meta 分析，对文献质量按照 Newcastle-Ottawa Scale 标准[9]进行评价。文献所得的 OR 值异质性检验采用 χ^2 检验，若 $P>0.1$，$I^2<50\%$，认为各研究结果间无差异，选择固定效应模型进行分析；若 $P<0.1$，$I^2>50\%$，则认为各研究结果间存在差异，选择随机效应模型。Meta 分析以 OR 值为效应指标，计算合并 OR 值及 95%可信区间（CI）[10~11]，通过 Z 检验判定 Meta 分析的合并 OR 值是否有统计学意义，$P>0.05$ 为有统计学意义。

二、Meta 分析结果

本书最终纳入文献 51 篇，累计手术病例 110163 例，其中手术部位感染病例 4853 例。对纳入的 51 篇文献的危险因素进行统计，共提取手术部位感染的危险因素 11 项，分别为：性别、年龄、体重指数（BMI）、糖尿病、急诊手术、全麻、切口类型、切口长度、手术持续时间、ASA 分级、抗菌药物使用。11 项危险因素一致性检验结果显示 8 项存在异质性（$I^2 > 50\%$）。本书对这 11 项因素均选用随机效应模型进行 Meta 分析，性别、糖尿病、急诊手术、全麻、腹部手术史、抗菌药物使用为二分类变量，在各单项研究中分组标准一致。年龄、体重指数、切口长度、手术持续时间等危险因素，由于各单项研究之间分组标准不一致，为避免结果的偏倚，本书只选择了部分分组标准一致、手术类型相似的文献进行了合并。见表 2-6。

11 项危险因素中，合并 OR 值有统计学意义的有性别、年龄、糖尿病、急诊、全麻、切口类型、切口长度、手术持续时间。如图 2-3~图 2-13 所示。

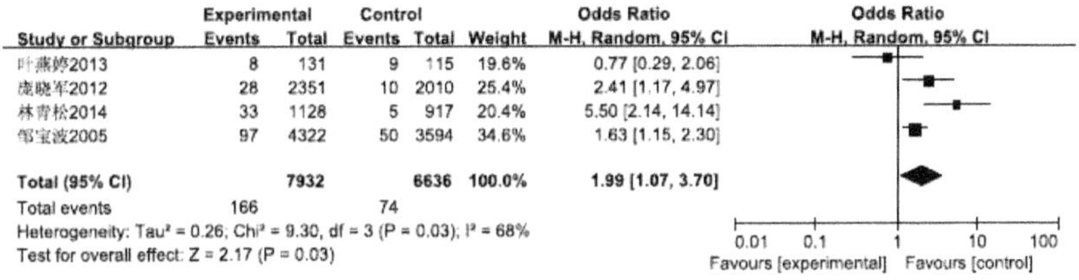

图 2-3　性别对手术部位感染的影响

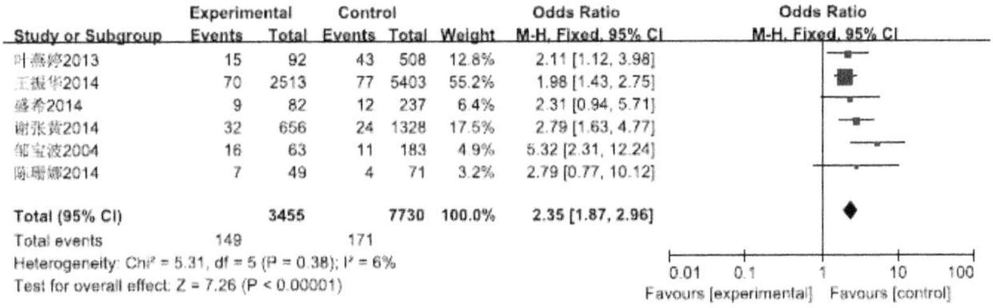

图 2-4　年龄对手术部位感染的影响

表 2-6 手术部位感染危险因素的 Meta 分析

危险因素	文献数	χ^2	I^2（%）	合并OR值	95%CI	Z	P
性别	4	9.3	68	1.99	1.07~3.70	2.17	0.03
年龄（>60岁）	6	5.31	6	2.35	1.87~2.96	7.26	<0.00001
体重指数（>23）	4	25.64	88	1.53	0.6~3.80	0.91	0.36
糖尿病	28	151.7	82	4.11	2.96~5.73	8.38	<0.00001
急诊手术	10	38.9	77	3.65	2.29~5.80	5.47	<0.00001
全麻	4	7.08	58	2.06	1.37~3.10	3.49	0.0005
切口类型	4	3.8	21	4.42	2.52~7.76	5.18	<0.00001
切口长度（>10cm）	2	0.15	0	2.96	1.57~5.57	3.35	0.0008
手术持续时间（>3h）	4	6.29	52	1.74	1.04~2.91	2.11	0.03
侵入性操作	5	8.81	55	3.19	1.92~5.30	4.47	<0.00001
抗菌药物使用	9	42.77	81	0.93	0.43~1.99	0.19	0.85

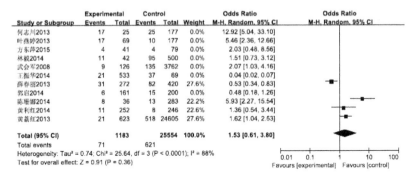

Study or Subgroup	Experimental Events	Total	Control Events	Total	Weight	Odds Ratio M-H, Random, 95% CI
何志川2013	17	25	25	177	0.0%	12.92 [5.04, 33.10]
叶燕婷2013	17	69	10	177	0.0%	5.46 [2.36, 12.66]
方东萍2015	4	41	4	79	0.0%	2.03 [0.48, 8.56]
林毅2014	11	42	95	500	0.0%	1.51 [0.73, 3.12]
武会军2008	9	126	135	3762	0.0%	2.07 [1.03, 4.16]
王振华2014	21	533	37	69	0.0%	0.04 [0.02, 0.07]
薛春丽2013	31	272	82	420	27.6%	0.53 [0.34, 0.83]
郭启2014	6	161	15	200	0.0%	0.48 [0.18, 1.26]
陈瑜娜2014	8	36	13	283	22.2%	5.93 [2.27, 15.54]
黄利红2014	11	252	8	246	22.6%	1.36 [0.54, 3.44]
黄嘉红2013	21	623	518	24605	27.6%	1.62 [1.04, 2.53]
Total (95% CI)		1183		25554	100.0%	1.53 [0.61, 3.80]
Total events	71		621			

Heterogeneity: Tau² = 0.74; Chi² = 25.64, df = 3 (P < 0.0001); I² = 88%
Test for overall effect: Z = 0.91 (P = 0.36)

图 2-5 体重指数对手术部位感染的影响

Study or Subgroup	Experimental Events	Total	Control Events	Total	Weight	Odds Ratio M-H, Random, 95% CI
何建生2011	7	38	18	274	3.5%	3.21 [1.24, 8.30]
何志川2013	8	26	25	201	3.5%	3.13 [1.23, 7.95]
何永棠2013	7	45	10	230	3.3%	4.05 [1.45, 11.30]
刘宇峰2010	7	41	16	707	3.5%	8.89 [3.43, 23.05]
叶燕婷2013	6	23	21	223	3.3%	3.39 [1.21, 9.54]
吴艳2014	17	35	8	133	3.4%	14.76 [5.57, 39.12]
周宋2010	7	35	17	252	3.5%	3.46 [1.32, 9.06]
渚松菊2012	5	25	11	175	3.1%	3.73 [1.17, 11.83]
张鑫潮2013	4	46	4	251	2.6%	5.88 [1.42, 24.43]
彭美玲2014	20	37	6	1045	3.3%	203.73 [72.69, 570.95]
方东萍2015	5	41	3	79	2.5%	3.52 [0.80, 15.54]
杨玉波2015	11	36	32	420	3.8%	5.33 [2.41, 11.82]
杨荣2013	5	20	13	194	3.1%	4.64 [1.46, 14.78]
林冰心2015	3	27	20	603	2.8%	3.64 [1.01, 13.11]
林毅2014	10	88	32	454	3.9%	1.69 [0.80, 3.58]
林青松2014	7	138	31	1945	3.7%	3.30 [1.43, 7.63]
武会军2008	10	138	134	3744	4.1%	2.10 [1.08, 4.10]
毛长坤2014	13	23	21	94	3.5%	4.52 [1.74, 11.76]
王浩2015	77	735	460	6474	4.8%	1.53 [1.19, 1.97]
秦欢2014	15	48	19	152	3.9%	3.18 [1.46, 6.92]
胡梅珍2013	14	54	6	66	3.3%	3.50 [1.24, 9.87]
薛春丽2013	97	303	16	289	4.3%	8.03 [4.59, 14.05]
许西娟2012	17	110	25	402	4.1%	2.76 [1.43, 5.32]
贾学峰2013	7	21	13	157	3.2%	5.54 [1.90, 16.15]
郭启2014	20	80	52	302	4.2%	1.60 [0.89, 2.88]
郭林2014	12	32	92	798	3.9%	4.60 [2.18, 9.73]
黄利红2014	15	221	4	277	3.1%	4.97 [1.63, 15.20]
黄嘉红2013	64	1964	475	23264	4.7%	1.62 [1.24, 2.11]
Total (95% CI)		4430		43205	100.0%	4.11 [2.96, 5.73]
Total events	490		1584			

Heterogeneity: Tau² = 0.58; Chi² = 151.72, df = 27 (P < 0.00001); I² = 82%
Test for overall effect: Z = 8.38 (P < 0.00001)

图 2-6 糖尿病对手术部位感染的影响

国内大量文献分析了手术部位感染多种可能的危险因素，但结果不尽相同。本书将 15 年的文献做一全面筛选评价后，进行系统性分析，以求全面认识手术部位感染发生的危险因素。本书

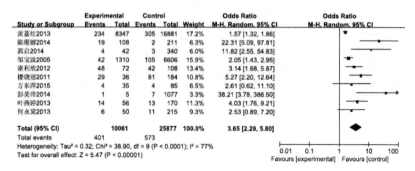

图 2-7 急诊对手术部位感染的影响

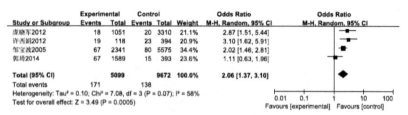

图 2-8 全麻对手术部位感染的影响

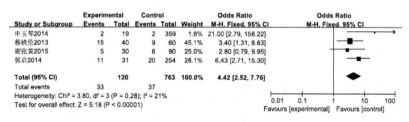

图 2-9 切口类型对手术部位感染的影响

纳入了普外、胸外、神经、骨科等不同的手术类型,虽然各种手术类型的危险因素不同,但对其共性的危险因素进行系统评价,仍可指导手术部位感染的预防和控制。

本书从 51 篇文献中共提取危险因素 15 项,经 Meta 分析筛选出性别、年龄、糖尿病、急诊、全麻、切口类型、切口长度、手

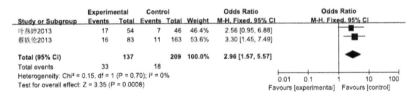

图 2-10 切口长度对手术部位感染的影响

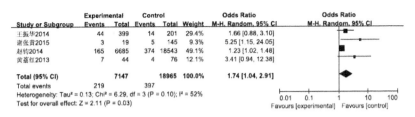

图 2-11 手术持续时间对手术部位感染的影响

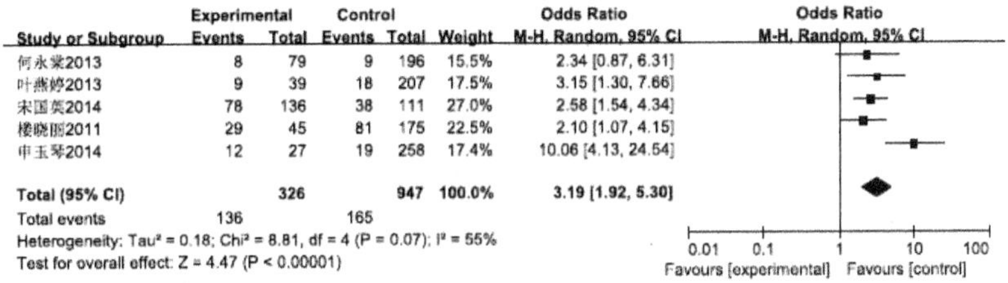

图 2-12 侵入性操作对手术部位感染的影响

术持续时间、侵入性操作是外科术后手术部位感染的高危因素。在纳入研究的危险因素中，7 项危险因素为二分类变量，在各研究中分组标准一致，其余 8 项危险因素在各单项研究中分组不尽一致，如有 11 项研究提到体重指数（BMI）较高是危险因素，但各个研究的划分标准不同。本书只对 4 篇以 BMI>23kg/m² 作为分组标准的研究进行了 Meta 分析，其他以 BMI>24kg/m² 和 BMI>25kg/m² 作为分组标准的研究未纳入。对于手术时间，本书只合并了 4 篇以 3 小时作为分组标准的胃肠道手术的研究，本书中，

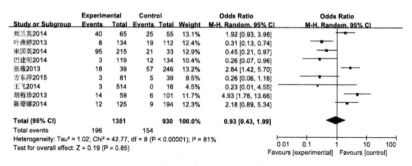

图 2-13 抗菌药物使用对手术部位感染的影响

体重指数、住院时间、ASA 分级、腹部手术史、抗菌药物使用这几个因素 Z 检验 P 值大于 0.05，Meta 分析的合并 OR 值无统计学意义，这可能与各个研究的危险划分的标准不同或相关研究太少有关。

第四节 结直肠癌手术部位感染危险因素的 Meta 分析

手术部位感染影响因素众多，根据手术类型不同，危险因素不同，危险因素与手术部位感染的关联强度也不同，为使手术部位感染的风险因素系统评价更有针对性，本书选择了结直肠癌根治手术做了进一步的 Meta 分析。

通过检索外文数据库 Medline、EMBASE、Cochrane 和中国生物医学文献数据库（CBM）、中国期刊全文数据库（CNKI）、维普数据库（VIP）、万方 7 个数据库，收集 2000 年 1 月至 2015 年 5 月间公开发表的关于结直肠癌手术部位感染危险因素的研究文献，英文数据库检索到 334 篇文献，中文数据库检索到 1748 篇文献。按照本书纳入与排除标准，剔除重复文献及不相关文献，最终纳入

12 篇文献，其中英文文献 4 篇、中文文献 8 篇。12 篇研究累计纳入结直肠癌手术患者 11064 例，发生术后感染 1236 例，手术部位感染率为 11.17%。文献筛选结果及流程如图 2-14 所示。

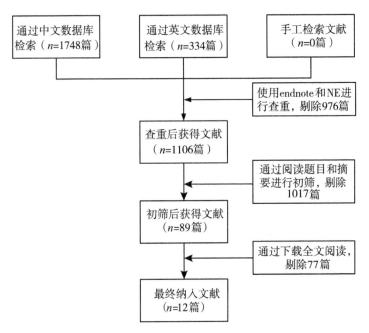

图 2-14　文献筛选结果及流程图

　　本书对纳入 12 篇研究的危险因素进行统计，共调查结直肠癌手术部位感染的危险因素 21 项，Meta 分析后发现，合并糖尿病（OR = 4.05，95%CI：2.45～6.75），术前白蛋白低（OR = 2.89，95%CI：2.04～4.09），Ⅲ/Ⅳ 期癌症（OR = 1.61，95% CI：1.31~1.97）；体重指数（BMI）高以及手术持续时间长，是结直肠癌术后手术部位感染的危险因素，腹腔镜（OR = 0.31，95%CI：0.18~0.54）为保护因素。如图 2-15～图 2-18 所示。

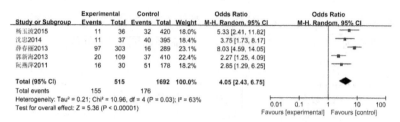

图 2-15 糖尿病因素对结直肠癌患者手术部位感染的影响

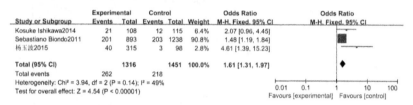

图 2-16 Ⅲ/Ⅳ期癌症因素对结直肠癌患者手术部位感染的影响

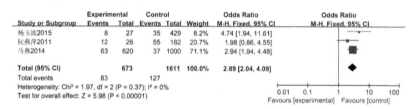

图 2-17 术前白蛋白低因素对结直肠癌患者手术部位感染的影响

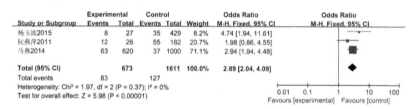

图 2-18 腹腔镜因素对结直肠癌患者手术部位感染的影响

第五节　手术部位感染风险防控措施的 Meta 分析

　　手术部位感染防控措施众多，本书选择了中外各种手术部位感染防控指南均推荐但在临床工作中执行得不是很好的围手术期保温措施进行系统性评价，以求获得围手术期保温更有力的证据，促进临床实施。

　　通过检索外文数据库 Medline、EMBASE、Cochrane 和中国生物医学文献数据库（CBM）、中国期刊全文数据库（CNKI）、维普数据库（VIP）、万方 7 个数据库，全面收集各数据库建库至 2015 年 7 月 1 日间公开发表的关于围手术期保温与手术部位感染的研究文献，英文数据库检索到 146 篇文献，中文数据库检索到 133 篇文献。按照本书前述纳入与排除标准，剔除重复文献及不相关文献，最终纳入 9 篇文献，其中英文 3 篇，中文 6 篇。如图 2-19 所示。

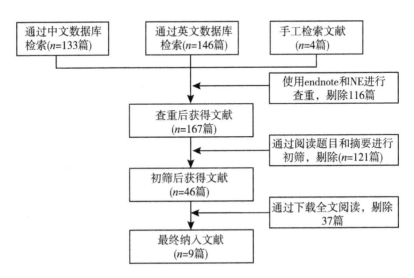

图 2-19　文献筛选结果及流程图

　　9篇研究共累计2916例患者，保温措施组1436例患者中，62例发生手术部位感染，感染率为4.32%；对照组1480例，168例发生手术部位感染，感染率为11.35%，可初步判定采取保温措施能够有效地降低手术部位感染率。采用随机效应模型Meta分析，结果显示合并0.35，95%CI=0.26~0.48，说明术中保温措施是手术部位感染的保护因素。见表2-7及图2-20。

表2-7　纳入研究的基本信息及质量评价

作者	发表时间	实验组			对照组			Jade评分
		温度（℃）	调查人数	感染人数	温度（℃）	调查人数	感染人数	
谢小玲	2008	36.5±0.1	772	21	35.7±0.2	764	49	3
黄小红	2011	36.2±0.1	90	8	35.3±0.4	90	17	3
郑彩娟	2013	36.3±0.2	95	7	35.2±0.5	95	18	3
罗俊青	2013	36.5±0.1	100	3	35.2±0.3	100	12	3
吴桂芬	2013	36.3±0.1	60	5	35.6±0.4	60	9	3
唐佳	2015	36.4±0.2	63	4	35.5±0.2	63	12	3
Kurz	1996	36.6±0.5	104	6	34.7±0.6	96	18	4
M. A. Flores	2001	36.2±0.2	105	2	35.4±0.4	156	18	3
P. F. Wong	2007	36.2±0.2	47	6	35.6±0.4	56	15	4

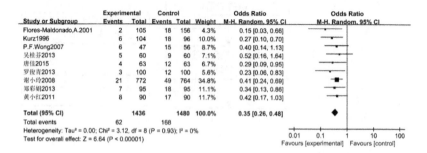

图2-20　围手术期保温组与对照组手术部位感染发生率

通过对保温这一手术部位感染防控措施的多项研究结果作系统性评价和总结，说明手术部位感染是手术部位感染的保护因素，建议在临床工作中重视患者术中体温管理，提高这一感染防控措施的执行力。

（雷君　朱熠　先疆燕　宋新红　邓玉宏　郑丽英）

◎ 参考文献

1. 陈伟柯. 风险管理理论与工具［M］. 天津：天津出版社，2013.
2. 杨维中. 传染病预警理论与实践［M］. 北京：人民卫生出版社，2012.
3. 王怡心. 新 COSO 内部控制整体框架介绍［J］. 中国内部审计，2013（03）：41-43.
4. M R. Risk management theory and method［M］. John Wiley & Sons，2011.
5. 李六亿. 医院感染管理学［M］. 北京：北京大学医学出版社，2010.
6. Gaynes R P. Surgical-site infections（SSI）and the NNIS Basic SSI Risk Index，Part Ⅱ：Room for improvement［J］. Infection Control and Hospital Epidemiology，2001，22（5）：266-267.
7. Krizek T J，Robson M C. Evolution of quantitative bacteriology in wound management.［J］. American Journal of Surgery，1975，130（5）：579-584.
8. Altemeier W A，Culbertson W R，Fullen W D，et al. Intra-abdominal abscesses.［J］. American Journal of Surgery，1973，125（1）：70-79.
9. Wells G，Shea B，O'Connell D，et al. The Newcastle-Ottawa Scale（NOS）for assessing the quality of nonrandomized studies in meta-analysis［EB/OL］. http：//www. ohri. ca /programs /clinical _ epidemiology / oxford. asp［2012-01-11］.

10. Higgins JP T, Green S, Edutors. Cochrane Handbook for Systematic Reviews of Interventions Version 5. 1. The Cochrane Collaboration, 2011, 195 (2): 103-110.

11. 刘鸣. 系统评价、Meta-分析设计与实施方法 [M]. 北京: 人民卫生出版社, 2013: 72, 73.

第三章　我国手术部位感染现状调查

为了解我国手术部位感染现况，分析手术部位感染管理中存在的问题，利用我国医院感染现患率调查资料获得我国手术部位感染流行趋势。通过医疗机构抽样调查，了解我国医疗机构手术部位感染管理情况，为制定相应策略提供可靠的科学依据。

第一节　我国手术部位感染现状

医院感染监测是医院感染控制的基础，在评价医院感染预防与控制措施的效果中起着重要作用。医院感染频率测量指标主要有发病率和患病率两种，发病率监测是获得医院感染信息最可靠的方法，但是却要耗费大量的财力和物力，现患率只是调查医院感染的一个节点，是一种高性价比的监测方法。国内外已经广泛使用医院感染现患率调查来快速获得医院感染流行状况，我国卫生部全国医院感染监测网自 2001 年开始，每 2 年进行一次全国性的医院感染现患率调查，通过连续的医院感染横断面调查资料，获得我国医院感染的基本情况及流行趋势。

本节原始资料来自于全国医院感染监测网 2014 年全国医院感染现患率资料，调查方法如下：所有参加调查医院按全国医院感染监测网制定的统一调查方案开展调查，在 2014 年 4—9 月任选一天作为调查日，调查对象为各医院自行确定调查日 0：00—24：00 的住院患者，按每 50 张床位配备 1 名调查人员，调查人员由临床医生和医院感染专职人员组成，采取床旁调查、查阅住院病历和访谈

管床医生的方法确定感染情况，医院感染诊断标准依据卫生部
2001 年颁布的《医院感染诊断标准》，未达到医院感染诊断标准的
感染病例计入社区感染，所有调查资料在线录入全国医院感染监
测网。

2014 年参与调查并通过资料审核的医院有 1766 所，调查手术
患者 181858 例，手术部位感染例数 2535 例，手术部位感染现患率
1.39%。预防性抗菌药物使用例数 118614 例，预防性抗菌药物使
用率 32.61%。

（一）不同切口类型手术部位感染率及抗菌药物使用率

清洁切口（Ⅰ类切口）感染率为 1.01%，清洁-污染切口（Ⅱ
类切口）感染率为 1.21%，污染切口（Ⅲ类切口）感染率为
3.01%，污秽切口（Ⅳ类切口）感染率为 3.89%。不同切口类型
手术部位感染率呈阶梯式升高，内源性细菌是手术部位感染主要的
致病原。

1. Ⅰ类切口手术部位感染率及抗菌药物使用率

Ⅰ类切口手术部位感染率是医院管理质量评价的一项重要指
标。2011 版医院等级评审指标中规定Ⅰ类切口手术部位感染率小
于 1.5%，Ⅰ类切口预防性抗菌药物使用率小于 30%。本次调查
Ⅰ类切口手术患者 72878 例，发生手术部位感染 737 例，Ⅰ类切
口手术部位感染率为 1.01%，不同规模医院Ⅰ类切口感染率比
较，差异有统计学意义（$\chi^2 = 1378.10$，$P < 0.01$）。在 72878 例
Ⅰ类切口手术患者中，使用抗菌药物 29002 人，抗菌药物使用率
为 39.80%，其中治疗性使用抗菌药物 5964 人，治疗性抗菌药物
使用率为 8.18%，预防性使用抗菌药物 20398 例，Ⅰ类切口预防
性抗菌药物使用率为 27.99%，不同规模医院Ⅰ类切口预防性抗
菌药物使用率比较，差异有统计学意义（$\chi^2 = 400.34$，$P <
0.01$）；医院规模越小，预防性抗菌药物使用率越高，说明规模
较小的医院在执行国家关于抗菌药物使用的要求方面存在欠缺。
见表 3-3。

表 3-1 　Ⅰ类切口手术部位感染率及抗菌药物使用率（%）

医院床位数	医院数	监测手术例数	手术部位感染例数	手术部位感染率	抗菌药物使用率
<300	560	7567	86	1.14	46.95
300~599	573	17550	175	1.00	42.09
600~899	257	17769	169	0.95	36.60
≥900	223	29992	307	1.02	38.54
合计	1613	72878	737	1.01	39.80

2. Ⅱ类切口手术部位感染率及抗菌药物使用率

本次调查Ⅱ类切口手术患者 84434 例，发生手术部位感染 1018 例，Ⅱ类切口手术部位感染率为 1.21%，不同规模医院感染率存在差异。在 84434 例Ⅱ类切口手术患者中，使用抗菌药物 55474 人，抗菌药物使用率为 65.70%，其中治疗性使用抗菌药物 20740 人，治疗性抗菌药物使用率为 24.56%，预防性使用抗菌药物 34734 例，预防性抗菌药物使用率为 41.14%。不同规模医院抗菌药物使用率比较，差异有统计学意义；床位数越多抗菌药物使用率越低。见表 3-2。

表 3-2 　Ⅱ类切口手术部位感染率及抗菌药物使用率（%）

医院床位数	医院数	监测手术例数	手术部位感染例数	手术部位感染率	抗菌药物使用率
<300	594	9805	97	0.99	70.38
300~599	573	22729	248	1.09	67.64
600~899	256	19874	206	1.04	63.08
≥900	222	32026	467	1.46	64.52
合计	1645	84434	1018	1.21	65.70

3. Ⅲ类切口手术部位感染率及抗菌药物使用率

本次调查Ⅲ类切口手术患者 19948 例，发生手术部位感染 601

例，Ⅲ类切口手术部位感染率为 3.01%，不同规模医院感染率存在差异。在 19948 例Ⅲ类切口手术患者中，使用抗菌药物 13584人，抗菌药物使用率为 68.10%，其中治疗性使用抗菌药物 9400人，治疗性抗菌药物使用占 69.19%，预防性使用抗菌药物 4184人，预防性抗菌药物使用占 20.97%；床位数不同，抗菌药物使用率不同，床位数越多，抗菌药物使用率越高。见表 3-3。

表 3-3　Ⅲ类切口手术部位感染率及抗菌药物使用率（%）

医院床位数	医院数	监测手术例数	手术部位感染例数	手术部位感染率	抗菌药物使用率
<300	472	2510	81	3.23	72.63
300~599	536	6209	175	2.82	65.71
600~899	254	4504	128	2.84	67.10
≥900	220	6725	217	3.03	69.28
合计	1482	19948	601	3.01	68.10

4. Ⅳ类切口手术部位感染率及抗菌药物使用率

本次调查Ⅳ类切口手术患者 4598 例，发生手术部位感染 179例，Ⅳ类切口手术部位感染率为 3.89%，在 4598 例Ⅳ类切口手术患者中，使用抗菌药物 3349 人，抗菌药物使用率为 72.84%，其中治疗性使用抗菌药物 3052 人，治疗性抗菌药物使用率为 91.13%，预防性使用抗菌药物 297 人，预防性抗菌药物使用率为 6.46%；床位数不同，抗菌药物使用率不同（同前）。见表 3-4。

表 3-4　Ⅳ类切口手术部位感染率及抗菌药物使用率（%）

医院床位数	医院数	监测手术例数	手术部位感染例数	手术部位感染率	抗菌药物使用率
<300	220	575	15	2.61	70.43
300~599	328	1274	51	4.00	75.20

续表

医院床位数	医院数	监测手术例数	手术部位感染例数	手术部位感染率	抗菌药物使用率
600~899	187	980	33	3.37	70.00
≥900	193	1769	80	4.52	73.49
合计	928	4598	179	3.89	72.84

（二）手术部位感染病例分布

目前，随着外科微创化及内科外科化，手术部位感染已不再是外科的"专利"，在 2535 例手术部位感染病例中，来自外科的占 85%，其他来自妇科、产科、五官科，内科、儿科及综合 ICU，这些科室存在少数手术部位感染病例。见表 3-5。

表 3-5 手术部位感染病例分布

科 别	感染例数	构成比（%）
内科	44	1.74
外科	2157	85.09
妇科	117	4.62
产科	93	3.67
儿科	2	0.08
五官科	56	2.21
综合 ICU	41	1.62
其他科	25	0.99
合计	2535	100

（三）手术部位感染病原体分布

在 2535 例手术部位感染患者中，检出病原体 1638 株，革兰氏阳性球菌占 33.76%，革兰氏阴性杆菌占 63.91%，真菌占 2.3%，排列前三位的病原体是大肠埃希菌、金黄色葡萄球菌、铜绿假单胞菌，分别占 26.92%、15.93%、8.97%，与 2010 年我国医院感染现患率调查手术部位感染病原菌相比较，革兰氏阴性杆菌所占比例由 40%上升到了 60%以上。金黄色葡萄球菌是人体皮肤的常居菌，因而是清洁手术切口最常见的分离菌。污染手术常见的病原菌是器官内存在的菌种，大肠埃希菌是胃肠道内最常见的正常栖居菌，随胃肠道内容物溢出而污染手术野，铜绿假单胞菌和鲍曼不动杆菌是条件致病菌，在医院环境和人体中广泛存在，对多种抗生素具有耐药性，近年来由于广谱抗菌药物的广泛使用，也逐渐成为手术部位感染的优势菌群。见表 3-6。

表 3-6　手术部位感染病原体构成

病原体	例数	构成比（%）	病原体	例数	构成比（%）
金黄色葡萄球菌	261	15.93	变形杆菌属	27	1.65
表皮葡萄球菌	87	5.31	柠檬酸杆菌属	10	0.61
其他凝固酶阴性葡萄球菌	61	3.72	铜绿假单胞菌	147	8.97
肺炎链球菌	4	0.24	其他假单胞菌	22	1.34
其他链球菌	33	2.01	鲍曼不动杆菌	78	4.76
粪肠球菌	53	3.24	其他不动杆菌	11	0.67
屎肠球菌	28	1.71	产碱杆菌	3	0.18
其他肠球菌	6	0.37	嗜麦芽窄食单胞菌	10	0.61
其他革兰氏阳性菌	20	1.22	沙雷菌属	23	1.40
大肠埃希菌	441	26.92	其他革兰氏阴性菌	37	2.26
肺炎克雷伯菌	95	5.80	白假丝酵母菌	17	1.04
其他克雷伯菌	20	1.22	其他真菌	6	0.37
肠杆菌属	123	7.51	其他病原体	10	0.92

第二节　我国手术部位感染管理现状

为深入了解我国手术部位感染管理的现况及进展，分析手术部位感染管理中存在的问题，为制定相应策略提供可靠的科学依据，2016 年年初，在中国医院协会医院感染管理专业委员会的协助下，本研究课题组使用《中国手术部位感染监测与防控调查表》，对我国手术部位感染工作现状进行了调查，对手术部位感染管理情况、手术部位感染监测情况、手术部位感染防控情况，以及医疗机构基本情况等基础状况进行调研。通过文献检索和专家访谈形式，结合国内外有关手术部位感染控制指南及我国实际情况设计问卷。本次调查是我国迄今为止参与单位最多、覆盖面积最广的一次关于手术部位感染管理工作现况的专项调查，基本可以体现我国当前手术部位感染管理的状况。

一、研究方法

抽取我国华东（山东、江苏、安徽），华南（广东），华中（湖南、河南、江西），华北（北京、河北、山西、内蒙古），西北（新疆），西南（贵州）和东北（黑龙江）7 大地区的 14 个省份以及 12 所军队系统医院。每个省至少抽取 12 所综合性医院，先抽取该省会城市综合性医院 3 所，再按经济水平抽取 3 个地区，每个地区抽取地（市）级综合性医院 1 所，县（区）级综合性医院 2 所。由每个省的医院感染质控中心负责本地区调查问卷的收集，反馈至课题组，课题组工作人员整理核查调查资料，对问卷漏项、错项进行追访补漏和校正，经核实的资料进入数据分析环节。

本次调查抽取的医院覆盖全国 14 个省共 199 所医院。为方便分析，按照《中国卫生统计年鉴》所用东、中、西部划分方法，所有参与调查医院分为东、中、西部医院，东部（北京、河北、江苏、山东、广东），中部（黑龙江、山西、安徽、河南、湖南、江西），西部（内蒙古、贵州、新疆），军队医院归入相应的省份进行统计分析。

本研究资料为计数资料，手术部位感染率、抗菌药物使用率采用中位数表示，手术部位感染病例发现方式各项目及防控措施执行情况各项目都采用相对比表示，即

$$\frac{\text{实施医院数}}{\text{调查医院数}} \times 100\%$$

二、调查医院基本情况

本次调研覆盖全国 14 个省共 199 家医院，东部地区 116 家，占 58.29%；中部地区 59 家，占 29.65%；西部地区 24 家，占 12.06%；三级医院 118 所，占 59.29%，二级医院 81 所，占 40.71%。三级医院 2015 年手术总例数平均为 56739 例，日均手术量为 159 台，二级医院 2015 年手术总例数平均为 12176 例，日均手术量为 33 台。见表 3-7、图 3-1、表 3-8。

表 3-7 调查医院分布

	东部					中部				西部				
	三级			二级		三级			二级	三级			二级	
	省级	地市	区县	地市	区县	省级	地市	区县	区县	省级	地市	区县	地市	区县
医院数量	26	34	11	4	41	11	24	4	20	5	5	2	4	8

表 3-8 调查医院基本信息

	东部		中部		西部	
	三级	二级	三级	二级	三级	二级
医院数量(所)	71	45	35	24	12	12
实际开放床位数(张)	1663	558	1869	699	1621	455

续表

	东部		中部		西部	
	三级	二级	三级	二级	三级	二级
平均住院日(天)	9.47	7.78	10.8	7.85	9.48	8.74
出院人次数(人)	67097	22429	92197	28797	58232	13512
医院感染例次数(例)	1155	174	1041	201	1069	131
手术总例数(例)	66277	8993	54876	15949	49065	11587
日均手术量(例)	182	24	150	43	136	31

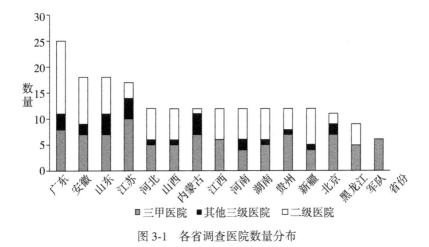

图 3-1 各省调查医院数量分布

三、手术部位感染组织体系及培训情况

我国有关手术部位感染的三级管理组织体系及制度建设比较
健全（表 3-9）。本次调查显示，99%的医院设立了医院感染管理
委员会，93%的医院在外科科室设立了医院感染监控小组。89%
的医院制定了本医院的手术部位感染的预防与控制制度及操作
规程。

表 3-9　手术部位感染相关的医院感染管理组织体系（单位：年）

	东部		中部		西部	
	三级	二级	三级	二级	三级	二级
成立医院感染管理部门时间	1997	2003	2001	1998	1998	2007
设立医院感染委员会时间	1998	2004	2000	2002	1998	2007
外科成立感染监控小组时间	2001	2007	2003	2005	2006	2008

　　通过会议或培训将手术部位感染防控信息进行宣传普及，提高手术相关人员的感染防控意识，是手术部位感染防控的重要措施。本次调查显示，大多数医院每年对外科手术相关人员的培训次数为2次左右，培训覆盖面包括临床医护人员、手术室护士、供应室人员的医院占67%。见表3-10。

表 3-10　手术部位感染相关协调反馈会议及培训情况（%）

	东部		中部		西部	
	三级	二级	三级	二级	三级	二级
会议次数	2.1	1.3	1.2	2.1	2.4	1.3
培训次数	2.3	1.1	2.2	1.0	2.3	1.2
培训覆盖：临床医护、手术室护士、供应室人员	87.32	77.78	88.57	91.67	100	83.33

四、手术部位感染监测情况

　　手术部位感染监测是感染管理的重要组成部分，也是防控的基础。手术部位感染监测计划主要包含以下几种要素：发现感染病例的方法、报告感染病例的方法、监测的手术类型、监测结果分析方法、给临床反馈的方法。

（一）手术部位感染病例发现和报告的方法

　　医院感染信息系统是手术部位感染监测的重要保障，调查资料显示,在 199 家医院中,63%(125/199)的医院有医院感染信息系统,52%(103/199)的医院感染信息系统实现了与医院信息系统(HIS)系统对接,38%(77/199)的医院感染信息系统实现了与手术室麻醉系统对接,但问及是否能够满足手术部位感染监测工作需要时,只有 28% 的医院认为可以满足工作需要,三级医院达到 39%(47/118)以上,二级医院仅为 13.5%(11/81)。见表 3-11。

表 3-11　医院感染信息系统功能实现（%）

	东部		中部		西部	
	三级	二级	三级	二级	三级	二级
是否有医院感染信息系统	66.62	21.11	77.14	37.50	83.33	83.33
自主开发	16.7	21.4	12.86	8.33	25.00	16.67
购买软件	36.62	44.44	68.57	23.5	49.67	61.67
与医院 HIS 系统对接	55.35	20.00	57.00	16.50	65.00	50.00
与手术室麻醉系统对接	46.20	17.78	37.14	16.67	33.33	8.33
能否满足手术部位监测工作需要	47.89	15.56	34.29	8.33	36.67	8.33

近年来,手术部位感染病例发现和报告的内容和方法发生了很大的变化,充分利用了信息化优势,工作更高效,发现手术部位感染病例的方法中,61.3%（122/199）的医院通过信息化预警发现手术部位感染疑似病例,对预警提示的手术部位感染疑似病例通过查阅电子病例进行确认;68.7%（136/199）的医院通过查阅电子病例发现手术部位感染病例;37.7%（75/199）的医院通过查阅纸质病例发现手术部位感染病例。信息化预警是目前主要的发展趋势,在地域之间进行比较,东部地区实现信息化预警的医院占 60.34%（70/116）,中部地区占 64.4%（38/59）,西部地区占 58.33%（14/24）。将不同级别医院进行比较,三级医院实现信息化预警的医院 69.49%（82/118）,二级医院为 50.61%（41/81）。从手术部位感染病例预警的发展变迁来看,2012 年是医院感染信

息化建设的分水岭，2012年之前能实现疑似病例信息化预警的只有11家，到2014年激增到了87家，这说明医院感染信息化需求巨大，发展迅速。见表3-12。

表3-12 发现手术部位感染病例的主要方式（%）

	东部		中部		西部	
	三级	二级	三级	二级	三级	二级
信息化预警	64.78	53.33	77.14	45.83	66.66	50
在线查阅电子病历	73.23	57.77	82.85	66.66	66.66	58.33
查阅纸质病历	33.8	44.4	22.8	66.66	41	75
信息化预警开始时间	2012	2013	2013	2013	2013	2013

在医院感染管理中，要求管床医生对发现的手术部位感染病例上报医院感染管理科，手术部位感染病例的报告方式中，通过信息系统网络报告为主的有135家，占67%，以医院感染报告卡报告为主的占31%，有28%的医院在进行卡片报告的同时通过电话报告。在地域之间进行比较，东部地区网报的医院占66.37%（77/116），中部地区72.8%（43/59），西部地区62.5%（15/24）。对不同级别医院进行比较，三级医院网报的医院占77.96%（92/118），二级医院占51.85%（42/81）。见表3-13。

表3-13 报告手术部位感染病例的主要方式（%）

	东部		中部		西部	
	三级	二级	三级	二级	三级	二级
使用院感信息系统网络直报	76.05	51.11	82.85	58.33	75	50
医院感染报告卡（电子或纸质）	35.2	37.7	42.8	58.3	33.33	58.2
网报开始时间	2010	2012	2012	2013	2012	2013

（二）手术部位感染目标性监测工作开展情况

手术部位感染目标性监测是针对重点人群开展的主动性监测，2009 年卫生部出台了《医院感染监测规范》，对手术部位感染监测提出规范性要求，自此，国内大多数医院开始开展手术部位感染目标性监测。本次调查的 199 所医院中，80% 以上的医院都开展了手术部位感染目标性监测，在地域之间进行比较，东部地区开展手术部位感染目标监测医院占 80.17%（93/116），中部地区占 94.9%（56/59），西部地区占 83.3%（20/24）。对不同级别医院进行比较，三级医院开展手术部位感染目标监测占 88.13%（104/118），二级医院占 80.24%（65/81）。东部地区开展目标性监测的时间早于中、西部地区。对于 37 家未开展手术部位感染目标性监测医院的调查显示，37.3% 的医院认为主要原因是人员不足。从手术部位感染目标性监测的发展变迁来看，最早开展于 2003 年，到 2005 年增加到 6 家，到了 2010 年达到了 85 家，到了 2014 年达到 160 家。见表 3-14、图 3-2。

表 3-14 手术部位感染目标性监测工作开展情况（%）

	东部		中部		西部	
	三级	二级	三级	二级	三级	二级
开展目标性监测	83.09	75.55	100	87.5	83.3	83.3
目标性监测工作开始时间（年）	2009	2011	2009	2010	2009	2012
对手术患者进行出院后随访	40.84	31.11	48.57	33.33	58.33	25

（三）手术部位感染监测结果反馈情况

手术部位感染监测结果反馈是手术部位感染监测计划的一部分，在被调查医院中，84% 的医院将手术部位感染监测结果反馈给被监测科室，46% 的医院反馈给被监测科室的同时也反馈给医院感

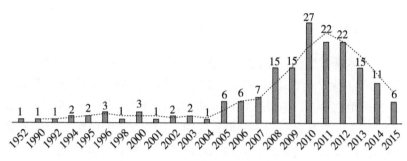

图 3-2　开展手术部位监测的起始年份

染管理委员会或上级部门，大多数医院反馈给被监测科室是每月或每季反馈一次，反馈给医院感染管理委员会或上级相关部门是每半年或每年反馈一次。35%的医院中临床科室有每季度一次的总结分析。见表 3-15。

表 3-15　手术部位感染监测结果反馈部门及频率（%）

	东部		中部		西部	
	三级	二级	三级	二级	三级	二级
被监测科室	91.54	66.66	82.8	83.3	75	75
医院感染管理委员会或上级相关部门	52.1	35.5	60	41.66	50	25
每月反馈	23.9	24.4	22.85	37.5	12	16.6
每季反馈	52.11	40	65.7	41.6	75	66.66
每年反馈	7.04	8.88	8.57	4.16	8.33	0

（四）手术患者出院后随访

大部分 SSI 发生在术后 3—5 日，有 40%左右的 SSI 发生在出院后[1]。随着外科手术的微创化，术后住院天数缩短的趋势也越来越明显，这意味着仅在患者住院时进行监测会低估 SSI 发生率。出院后监测应是 SSI 监测的重要内容之一，但是本次调查发现，我国开展出院后随访的医院不到 30%，未开展随访的原因主要是院感专职人员不足，担心随访时沟通不畅会引发医患纠纷。目前大多数医院随访的方法是给手术医生或患者发放调查表，电话随访手术医生或患者。

（五）手术部位感染情况变迁

1. 手术部位感染率变化

从 2010 年到 2015 年，各级医院手术量都在激增，但总的手术部位感染率呈下降趋势，2010 年手术部位感染率为 0.87%，2015 年手术部位感染率为 0.51%，2010 年 I 类切口感染率为 0.38%，2015 年 I 类切口感染率 0.31%，这说明近几年手术部位感染防控工作卓有成效。见表 3-16。

表 3-16　2010—2015 手术部位感染情况变化

	东部		中部		西部	
	三级	二级	三级	二级	三级	二级
2010 年手术总例数	43792	7611	26113	14525	42069	5110
2015 年手术总例数	66277	8993	54876	15949	49065	11587
2010 年手术部位感染例数	157	25	71	668	253	49
2015 年手术部位感染例数	206	31	138	379	261	53
2010 年手术部位感染率（%）	0.36	0.33	0.27	0.46	0.60	0.96
2015 年手术部位感染率（%）	0.31	0.34	0.25	0.24	0.53	0.46
2010 年 I 类切口感染率（%）	0.59	0.21	0.28	0.56	0.50	0.21
2015 年 I 类切口感染率（%）	0.12	0.23	0.17	1.02	0.20	0.55

2. 手术部位感染病原体变化

手术部位感染的病原体在不同国家、地区和医院存在很大差异，即使在同一所医院，随着抗菌药物使用的变迁，手术部位感染的病原体也在不断变化。本次调查显示，2010 年手术部位感染检出的病原体主要为金黄色葡萄球菌、大肠埃希菌、表皮葡萄球菌、肺炎克雷伯氏菌；到 2015 年，手术部位感染检出最多的依然是金黄色葡萄球菌、大肠埃希菌；但随着抗菌药物使用的变化及病原微生物送检率的提高，检出的病原菌种类逐渐增多，鲍曼不动杆菌、铜绿假单胞菌、阴沟肠杆菌、奇异变形杆菌、粪肠球菌也成为常见菌等检出率逐渐增多。见表 3-17。

表 3-17 2010—2015 手术部位感染情况主要感染病原体变化趋势

	东部		中部		西部	
	三级	二级	三级	二级	三级	二级
2010 手术部位感染主要感染病原体	大肠埃希菌、金黄色葡萄球菌、肺炎克雷伯菌、铜绿假单胞菌、鲍曼不动杆菌	大肠埃希菌、金黄色葡萄球菌、肺炎克雷伯菌、表皮葡萄球菌、	大肠埃希菌、金黄色葡萄球菌、肺炎克雷伯菌	大肠埃希菌、金黄色葡萄球菌、表皮葡萄球菌、	大肠埃希菌、金黄色葡萄球菌	大肠埃希菌、金黄色葡萄球菌
2015 手术部位感染主要感染病原体	大肠埃希菌、金黄色葡萄球菌、肺炎克雷伯菌、铜绿假单胞菌、鲍曼不动杆菌、肠球菌、沙雷氏菌	大肠埃希菌、金黄色葡萄球菌、铜绿假单胞菌、鲍曼不动杆菌、阴沟肠杆菌、奇异变形杆菌、粪肠球菌	大肠埃希菌、金黄色葡萄球菌、鲍曼不动杆菌	大肠埃希菌、金黄色葡萄球菌、中间葡萄球菌	大肠埃希菌、金黄色葡萄球菌、肺炎克雷伯菌、铜绿假单胞菌、阴沟肠杆菌	大肠埃希菌、金黄色葡萄球菌、铜绿假单胞菌

3. 手术部位感染监测的手术类型变化

手术部位感染监测应明确监测目标，不同的手术类型，感染率不同，监测的重点应针对感染危险性高的手术。从目标性监测的手术类型发展变迁来看，2010 年监测的手术类型主要是胆囊、结直肠、剖宫产、子宫切除、甲状腺等。随着监测工作的不断开展，人们认识到手术部位感染目标性监测应优先考虑可能造成死亡、残疾、再次手术、增加工作量的 SSI。不会造成上述后果的、门诊可以轻易治疗、不会明显增加治疗费用、不影响患者恢复正常生理机能的 SSI 的优先级别被降低，到 2015 年，随着手术部位感染目标性监测方法的成熟及信息化的辅助，监测的手术类型逐渐增多，那些累及心脏、神经、骨、关节的手术受到关注，很多医院开展的目标性监测类型开始包含心外科手术、关节置换手术、神经外科手术等。表 3-18。

表 3-18 2010—2015 手术部位感染目标性监测手术类型变化趋势

	东部		中部		西部	
	三级	二级	三级	二级	三级	二级
2010 手术部位感染目标性监测的主要手术类型	胆囊切除术、结肠切除术、剖宫产术、子宫切除术、乳腺切除术、冠状动脉搭桥术、髋关节置换术	剖宫产术、胃切除术、胆囊切除术、甲状腺切除术、乳腺切除术	直结肠根治术癌、阑尾切除术、子宫切除术、乳腺切除术	剖宫产术、子宫切除术、	剖宫产术、子宫切除术、胆囊切除术、阑尾切除术、疝修补术、甲状腺切除术、乳腺切除术	疝修补术、甲状腺切除术、乳腺切除术
2015 手术部位感染目标性监测的主要手术类型	胆囊切除术、结肠切除术、剖宫产术、子宫切除术、乳腺切除术、冠状动脉搭桥术、髋关节置换术、颅内血肿清除术	剖宫产术、胃切除术、胆囊切除术、食道癌根治术、骨关节置换术	直结肠根治术癌、阑尾切除术、子宫切除术、乳腺切除术、髋关节置换术	剖宫产术、子宫切除术、胆囊切除术	剖宫产术、子宫切除术、胆囊切除术、阑尾切除术、疝修补术、甲状腺切除术、乳腺切除术、髋关节置换术	甲状腺切除术、乳腺切除术、胆囊切除术、剖宫产术、骨折切开复位内固定术

五、我国手术部位感染防控现状

(一) 抗菌药物使用

预防性使用抗菌药物可以降低手术部位感染发生已不容置疑，目前关注得比较多的是使用率和使用时机问题。2008 年英国 NICE 版指南指出，应在开始麻醉时静脉给予抗菌药物。静脉制剂快速给药保证皮下组织内药物在切皮时达到有效抗菌浓度，并维持到术后 4 小时；若患者术中失血量大于 1500ml 或手术时间大于 3 小时则需术中追加一次抗菌药物使用。2014 年 IDSA/SHEA 版《手术部位感染预防指南》建议依据以循证医学证据为基础的标准及指南，对患者预防性使用抗菌药物，推荐切皮前 0.5~1 小时内开始用药，最大限度增加组织部位药物浓度，万古霉素和氟喹诺酮类药物可以于切皮前 2 小时给药。我国卫计委《抗菌药物临床应用指导原则》（2015 年版）[2] 提出使用性抗菌药物使用应在术前 2 小时内使用，预防 I 类切口预防性抗菌药物使用比例不得超过 30%，使用时间不超过 24 小时。本次调查显示，2010 年 I 类切口抗菌药物使用率为 42.3%，2015 年为29.8%，基本达到卫生部小于 30% 的标准。国内外手术部位感染防控指南均提出预防性抗菌药物使用应在术前 0.5~2h 给予，本次调查显示 2010 术前 0.5~2h 给药执行率为 20.7%，2015 术前0.5~2h 给药执行率为 49.8%，提高了近 30 个百分点，显示了我国在抗菌药物管理方面的成效。见表 3-19。

表 3-19　抗菌药物使用情况（%）

	东部		中部		西部	
	三级	二级	三级	二级	三级	二级
2010 术前 0.5~2h 给药执行率	32.90	21.29	30.85	25.00	8.33	12.29
2015 术前 0.5~2h 给药执行率	46.65	36.20	44.60	66.67	74.67	38.39

续表

	东部		中部		西部	
	三级	二级	三级	二级	三级	二级
2010 I 类切口抗菌药物使用率	43.97	32.42	58.04	71.03	49.32	62.85
2015 I 类切口抗菌药物使用率	19.86	31.65	38.07	36.80	31.65	25.80

（二）手术区皮肤准备

手术区皮肤准备是预防手术部位感染的重要环节，大量证据表明，对于大多数手术部位感染患者而言，病原菌的来源是患者皮肤黏膜或空腔脏器的内在菌群[3-4]，正常皮肤有大量的细菌寄居，一旦皮肤完整性受到破坏，便可引起局部感染，优化术前皮肤准备方式可降低术后感染发生率[5]。因此在患者手术前，手术区皮肤清洁、去除毛发、手术区皮肤消毒，都是降低皮肤上细菌的重要措施。

近年来，剃除手术区毛发被不断受到质疑，新的研究证据认为完整的皮肤组织结构是机体与外界环境之间的天然屏障，术前剃毛备皮会破坏皮肤完整性，造成肉眼看不见但实际存在的表皮组织损伤，这些损伤成为细菌进入机体的门户，增加 SSI 感染风险。因此，手术前备皮应在尽可能不损伤皮肤完整性的情况下，短时间内去除皮肤表面污垢，清除暂居菌，减少常驻菌，以减少 SSI 风险。2010 年我国手术部位感染防控指南均提出不应常规去除毛发[6]。2014 版美国手术部位感染防控指南[7]及 2017 版 WHO 手术部位感染防控指南[8]指出，除非毛发干扰到手术操作，否则无需去毛；若需去除毛发，应在手术室外使用推剪或使用脱毛剂去除。本次调查的 199 家医院中，只有 7 家常规不去除毛发，占到调查医院的 3.51%；刀片刮除占 63.31%，化学脱毛法占 11.55%，电动剪毛占 8.54%。本次调查还发现，在备皮时间的选择上，大多数医院依然沿用习惯做法，在术前一日备皮，术前 2 小时备皮的医院占比不到被调查医院的 20%。见表 3-20、表 3-21。

表 3-20　去除手术区毛发的方法（%）

	东部		中部		西部	
	三级	二级	三级	二级	三级	二级
刀片刮除	53.52	68.88	65.71	70.83	75.00	66.66
化学脱毛法	32.69	2.22	28.57	0.00	0.00	0.00
电动剪毛	24.22	4.44	22.85	8.33	16.66	8.33
常规不去除	4.22	0.00	5.71	8.33	0.00	0.00

表 3-21　去除手术区毛发的时间（%）

	东部		中部		西部	
	三级	二级	三级	二级	三级	二级
术前一天	43.66	40.00	42.85	49.16	66.66	50.00
术前2小时内	26.76	31.11	38.57	16.66	8.33	25.00

手术前皮肤准备更重要的是做好手术部位皮肤的清洁与消毒，有多种清洁方法可以降低患者皮肤上定值的细菌，目前行之有效的是术前沐浴。研究证据表明，术前用抗菌沐浴液清洗效果优于普通皂液[9]。本次调查医院中，术前使用氯己定的医院有2家，占1.01%，大多数医院是在病情容许的情况下告知患者进行常规沐浴。见表3-22。

表 3-22　术前沐浴情况（%）

	东部		中部		西部	
	三级	二级	三级	二级	三级	二级
不强调沐浴	14.08	11.11	11.43	25.00	8.33	25.00
告知患者术前进行沐浴	64.79	68.89	88.57	66.67	91.67	58.33
强调使用抗菌沐浴液	8.45	2.22	0.00	0.00	0.00	8.33
使用含氯己定成皂液	2.82	0.00	0.00	0.00	0.00	0.00

(三) 手术区皮肤消毒

术前皮肤消毒的目的是降低手术野皮肤的菌落数，保持术中有效的消毒浓度。与常规操作用的皮肤消毒剂不同，用于手术部位的皮肤消毒剂要求有持续的残留活性，才能保证在接下来持续的手术操作时间内，手术部位持续保持无菌状态。英国 2008 年手术部位防控指南及美国 2014 版手术部位防控指南推荐的皮肤消毒剂为氯己定或聚维酮碘，目前的一些研究证明氯己定的抗菌活性持久性优于聚维酮碘[10]，原因是氯己定与皮肤有良好亲和性，吸附并残留在皮肤表面，从而表现出在皮肤上的长效抗菌效能，聚维酮碘的抗菌活性则在接触血液后减弱。在本次调查的 199 所医院中，使用氯己定作为手术区域消毒剂的医院只有 3 家，占 1.5%，使用聚维酮碘的占 71.35%，使用碘酒-酒精的占 15.07%。见表 3-23。

表 3-23 手术区皮肤消毒方法 (%)

	东部		中部		西部	
	三级	二级	三级	二级	三级	二级
碘伏	71.83	55.56	94.29	79.17	58.33	58.33
碘酒-酒精	15.44	24.44	0.00	4.17	25.00	33.33
氯己定-酒精	1.41	0.00	5.71	8.33	0.00	0.00

(四) 术中保温

在全身麻醉的患者中，低体温的发生率为 50%~70%[11]，我国由于麻醉过程中不是常规监测体温，因此大量的低体温患者没有被发现，更没有采取积极的干预措施。低体温降低了皮下组织血流，造成局部组织缺氧，会降低机体对 SSI 的防御能力。在美国 2014 版手术部位感染防控指南中，术中保温被作为 I 级证据推荐。在本次调查的 199 所医院中，采取保温措施的医院占到 67%，它们都选择了"加盖被子"这种保温措施，在此基础上采取液体加温的医院占 53.26%，使用加热毯的医院占 33.66%，升高室温的医院占 32 %。见表 3-24。

表 3-24　术中保温措施执行情况（%）

	东部		中部		西部	
	三级	二级	三级	二级	三级	二级
加盖被子	69.01	64.44	54.29	50.00	83.21	58.15
升高室温	35.21	46.67	40.00	50.00	33.33	50.00
液体加温	57.75	51.11	54.29	62.50	41.66	25.00
加热毯	46.48	11.11	45.71	16.67	58.34	16.67

（五）手术贴膜

常规术前皮肤消毒不能完全清除毛囊及皮肤深层的细菌，皮肤切开以后，血液作为良好的滋养剂，细菌很快繁殖并向切口转移，手术切口贴膜可与切口部位皮肤紧密粘贴，防止皮肤菌落的移行和沾染切口。本次调查医院中使用普通手术贴膜的医院占 64.32%，使用含碘手术贴膜的占 18.09%，使用薄膜类手术铺巾的占 8.04%。伤口保护套可拓宽手术野，保护切口免受污染，2014 年美国手术部位感染防控指南对此进行了推荐，目前这一保护措施使用的医院达到 14.07%。见表 3-25。

表 3-25　使用皮肤/伤口保护贴膜（%）

	东部		中部		西部	
	三级	二级	三级	二级	三级	二级
普通手术贴膜	67.61	80.00	65.71	62.50	75.00	41.67
含碘手术贴膜	35.21	11.11	8.57	4.17	16.67	0.00
薄膜类手术铺巾	12.68	13.33	11.43	20.83	16.67	0.00
切口保护罩	19.72	11.11	14.29	8.33	8.33	16.67

（六）外科手消毒主要方式

正确的外科手消毒是阻断医务人员携带病原微生物经手感染患者的关键环节之一，所有手术人员必须严格执行外科手消毒，目前外科手消毒方法主要包括两种：传统的消毒液刷手和清洁洗手后使用含酒精的消毒液揉搓。70%的调查医院单一采用洗手后涂抹外科手消毒剂方式；近20%的医院单一使用外科手消毒剂刷手；不到10%的医院同时采用"洗手后涂抹外科手消毒剂"及"外科手消毒剂刷手"两种方法。被调查医院中没有一家医院采用酒精浸泡消毒的方式（图3-3）。几乎所有医院都开展了外科手消毒效果监测，60%的医院每月进行1次，30%的医院每季度进行1次。

调查外科手消毒设施时发现，医院大部分采用感应式水龙头，有约15%的医院采用脚踏式水龙头。在同时采用这两种类型水龙头的医院中，4%的医院同时采用脚踏式和感应式，不到1%的医院同时采用感应式和肘触式。

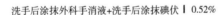

图3-3　外科手消毒主要方式

（七）手术器械的消毒灭菌情况

医疗器械的清洗消毒和灭菌与医院感染的暴发密切相关，手术器械的细菌污染是手术部位感染外源性细菌的主要来源。我国原卫生部 2009 年颁布的《医院消毒供应中心管理规范》（WS 310.1—2009）中要求，医院消毒供应中心应采取集中式管理的办法，对所有需重复使用的诊疗器械、物品，需要由消毒供应中心集中清洗、消毒、灭菌和供应，并要求可复用物品应采用集中化管理模式。《医院消毒供应清洗消毒技术规范》（WS310.2—2009）、《医院消毒供应监测技术规范》（WS310.3—2009），以及 2012 年颁布的《医院消毒技术规范》（WS/T367—2012）明确规定了诊疗器械、器具和物品处理的基本原则、操作流程和监测要求。

消毒供应中心集中管理模式能够使可复用物品的清洁消毒灭菌更加专业化、规范化，可有效杜绝医院感染的隐患，保障患者安全。本次调查发现，虽然 84% 的医院明确建立了消毒供应中心，但大多数医院的手术器械清洗、消毒、灭菌工作还是由手术室和消毒供应中心共同承担的。

在手术器械管理中的难点是腔镜器械和外来器械的清洗消毒和灭菌，本研究调查发现，超过 50% 的医院外科腹腔镜清洗灭菌地点为手术室，87% 的灭菌方式为过氧化氢低温等离子灭菌，5% 的医院仍然使用化学消毒剂浸泡消毒灭菌。

90% 的医院外来手术器械清洗环节集中在消毒供应中心，超过 95% 的医院灭菌环节在消毒供应中心，不足 5% 的医院在手术室清洗灭菌。

几乎全部调查医院都采用压力蒸汽灭菌方式对植入物灭菌，90% 的医院单一采用压力蒸汽灭菌这一种方式对植入物进行灭菌，另有 10% 的医院除使用压力蒸汽灭菌方式外，还结合使用环氧乙烷灭菌和过氧化氢等离子体低温灭菌方式。见表 3-26。

表 3-26　手术器械的清洗灭菌情况

项　　目	医院数量	百分比（%）
腔镜器械的清洗地点		
手术室	103	51.75
消毒供应中心	96	48.24

续表

项　目	医院数量	百分比（%）
腔镜器械的灭菌地点		
手术室	81	40.7
消毒供应中心	118	59.29
腔镜镜头的灭菌方式		
过氧化氢等离子体低温灭菌	173	86.9
化学消毒剂浸泡	26	13.06
外来手术器械的清洗地点		
手术室	18	9.04
消毒供应中心	181	90.9
外来手术器械的灭菌地点		
手术室	9	4.52
消毒供应中心	190	95.5
植入物的灭菌方式		
压力蒸汽灭菌	182	91.45
压力蒸汽灭菌+环氧乙烷或低温等离子	17	8.54

（八）手术铺单和手术衣材质

我国国家行业标准 YY0506 规定，手术服、手术铺单必须具有液体阻隔性能。低纤维纺织品或无纺布材质一次性手术衣和铺巾强化了阻隔性能，是目前推荐的材料，普通棉质的手术衣和手术铺单因纤维松散，极易掉屑，可能造成手术部位的微粒污染，而且掉屑阻挡回风口滤网，增加了洁净手术室维护成本。本次调查发现，普通棉布材质的铺单仍是我国手术铺单的主流，大多数医院手术铺单（67.33%）和手术衣（70.85%）的材质仍为普通棉布。手术铺单和手术衣为低纤维纺织品和无纺布材质的医院仅约为 4%。见表3-27。

表 3-27　手术铺单和手术衣材质

手术铺单的材质	医院数量	百分比（%）
普通棉布	134	67.33
普通棉布+低纤维纺织品+无纺布	65	32.66
手术衣的材质		
普通棉布	141	70.85
普通棉布+低纤维纺织品+无纺布	58	29.14

　　通过对我国 15 个省 199 家医院手术部位感染管理现状调查发现，大部分医院手术部位感染控制能力逐渐增强，手术部位感染监测及信息化发展迅速。调查中，90% 以上的医院建立了手术部位感染的三级管理体系，并制定了本医院的手术部位感染的预防与控制制度及操作规程；80% 以上的医院开展了手术部位感染目标性监测；60% 以上的医院实现了手术部位感染病例的网络上报及疑似病例的预警。手术部位防控措施执行力方面存在较多问题，一些明确有效的防控措施在医院执行不力，在所调查的医院中，按照指南推荐的方法进行术前备皮的医院不到 20%，使用氯己定作为手术区域消毒剂的医院只占到 1.5%，术后随访的医院不到 30%，手术器械集中消毒供应的医院不到 50%。执行不力既有医院管理方面的原因，也有成本方面的原因。

（张焱　顾翠红　王玉娟　李延梦　潘颖颖）

◎ 参考文献

1. 茅一萍，韩方正，周宏，等. 出院后随访对普外科手术部位感染率的影响 [J]. 中华医院感染学杂志，2010（12）：1677-1679.

2. 关于印发抗菌药物临床应用指导原则（2015 年版）的通知国卫

办医发〔2015〕43 号. http：//www. nhfpc. gov. cn/yzygj/s3593/
201508/c18e1014de6c45ed9f6f9d592b43db42. shtml.

3. 俞云松，杜小幸. 外科感染细菌耐药特点与抗感染药物选择〔J〕. 中国实用外科杂志，2016，36（02）：155-157.

4. Noorani A，Rabey N，Walsh S R，et al. Systematic review and meta-analysis of preoperative antisepsis with chlorhexidine versus povidone-iodine in clean-contaminated surgery〔J〕. British Journal Surgery，2010，97（11）：1614-1620.

5. Hadiati DR，Hakimi M，Nurdiati DS，et al. Skin preparation for preventing infection following caesarean section. Cochrane Database Syst Rev，2014（9）：CD007462. doi：10. 1002/ 14651858. CD007462. pub3. Review.

6. 外科手术部位感染预防与控制技术指南（试行）（卫办医政发〔2010〕187 号）. http：//www. nhfpc. cn/mohyzs/s3594/201012/50039. shtml.

7. Berr os-Torres SI，Umscheid CA，Bratzler DW，et al. Centers for disease control and prevention guideline for the prevention of surgical site infection，2017〔J〕. JAMA Surg，2017，0904-0910.

8. Global guidelines on the prevention of surgical site infection. http：//www. who. Int /gpsc /ssi- guidelines /en/.

9. Darouiche RO，Wall MJ Jr，Itani KM，et al. Chlorhexidine-al-cohol versus povidone-iodine for surgical site antisepsis〔J〕. N Engl Med，2010，363（1）：18-26.

10. 胡静波，孙杰，尚蔚，任慧，等. 氯己定醇在手术部位皮肤消毒的应用效果〔J〕. 中华医院感染学杂志，2013，23（10）：2406-2407.

11. 刘立新. 全麻患者围手术期体温变化的研究〔J〕. 承德医学院学报，2010，27（01）：21-22.

第四章 手术部位感染风险认知与评估

外科医护人员作为手术部位感染防控的主体，研究其对手术部位感染风险认知及应对行为，对制定合理、有效、系统的应对机制和防控策略具有重要意义。本章通过问卷调查和专家咨询，分析医护人员对手术部位感染的认知和应对行为，从风险发生的可能性和严重性两个方面对手术部位感染防控措施的依从性进行半定性、定量的评估，建立手术部位感染风险矩阵，筛选风险控制的关键环节，以提高资源的优化利用和手术部位感染防控能力。

第一节 医护人员对手术部位感染的风险认知

风险认知，是指个体在社会、文化、个人心理等因素的影响下，通过对客观存在的风险的感受和认知，在主观上对风险产生的认识、做出的判断和评价，是个体对影响日常生活和工作的各种不确定因素的心理感受和认识[1]。风险认知在名称上存在差异，如有些国内学者使用认知风险、风险感知、危险感知、知觉风险等，但无论何种名称，其内涵具有一定的统一性，界定风险认知的核心在于主观的判断和客观真实存在风险。结合相关文献中学者的观点及本书的研究目的，我们将风险认知界定为：医护人员对客观风险因素在主观上的一种认知和评价，这种认知和评价不仅受到主观感受的影响，而且受到客观风险特征的影响。

国外学者在风险认知相关研究中关注的焦点包括风险认知的测量以及风险认知的影响因素。Finucane 研究发现，性别、年龄、婚姻状况、受教育程度、家庭规模等人口统计学变量均会对公众的风险认知造成一定程度的影响[2]。Covello 从人们对事件的认识这一角度，得出了可以影响人们进行风险判断的主要因素，主要包括人们对危机的熟悉性、不确定性以及个体的无助感[3]。代豪等认为，风险认知的内容包括三个方面：一是风险知识，即个体对风险事件的认识和了解程度；二是风险态度，即个体对风险事件看法和态度；三是风险行为，即个体将对风险事件采取的措施[4]。李华强等认为，对风险事件的熟悉性、可控性程度是风险感知的重要影响因素[5]。

在风险认知与应对行为的关系方面，大量学者也进行了研究。Tams 等人认为，应对行为是人们在面临有压力的风险情境下，自身调节情绪、认知、行为和环境等因素的有意识的努力[6]。李华强等人的研究结果显示，人们基于对灾害的高风险认知，会促使人们采取各种各样的应对行为来降低内心的焦虑和风险认知水平，风险认知的程度越高，人们会有更高频次的应对行为，他们对风险认知与应对行为的关系进行了实证研究，结果表明，风险认知能显著地影响人们的应对行为，李华强将应对行为分为三类，即积极应对行为、防御应对行为以及利他应对行为[5]。

医护人员在面临风险时，有调解自身情绪、调动自身认知和规整自己行为等有意识的努力，对危害的高风险认知，会促使他们增加保护性的行为或者改变原有的危险行为，以减少风险的危害。结合相关文献中学者的观点及本书的研究目的，我们将应对行为界定为：处在压力情境下的医护人员，处理自己所认为危险情境的思想和应对压力所做出的各种努力。医护人员的风险认知程度最终由内在的心理状态以及外显的行为表现出来，他们的行为反应在一定程度上也是心理状态的外在表现，这些行为通常具有一定的积极意义。

一、调查对象

采取分层抽样的研究方法，在山东、湖北、新疆共 12 家医院

开展医护人员手术部位感染风险认知调查，每家三级医院抽取 100
名外科医护人员作为调查对象，每家二级医院抽取 40 名外科医护
人员作为调查对象，力求普及到外科各个科室和各类人群，以现场
发放为主、其他方式为辅的方式对问卷进行收集。总共发放 840 份
问卷，回收 813 份，进行逻辑检查后，得到有效问卷 744 份。调查
样本基本资料见表 4-1。在 744 人中，高级职称的 179 人又参与了
后续的手术部位感染风险评估相关咨询及问卷调查工作。

表 4-1　被调查者基本情况

	个数	百分比（%）
地域		
东	196	26. 34
中	228	30. 65
西	320	43. 01
医院级别		
三级	512	68. 82
二级	232	31. 18
性别		
男	218	29. 30
女	526	70. 70
年龄		
20~29 岁	254	34. 14
30~39 岁	343	46. 10
40~49 岁	116	15. 59
50~59 岁	31	4. 17
工作年限		
<5 年	183	24. 60
5~10 年 V	278	37. 37
10~20 年	182	24. 46
>20 年	101	13. 58

续表

	个数	百分比（%）
职业		
医生	287	38.58
护士	457	61.42
职称		
初级	213	28.63
中级	352	47.31
高级	179	24.06
学历		
中专	18	2.42
大专	160	21.51
本科	345	46.37
硕士	170	22.85
博士	51	6.85
工作科室		
普外科	148	19.89
骨科	65	8.74
心胸外科	46	6.18
神经外科	72	9.68
泌尿外科	33	4.44
妇产科	54	7.26
急诊外科	40	5.38
手术室	125	16.80
其他外科	161	21.64

二、测评工具

本书通过查阅大量文献和专家咨询设计《手术部位感染风险

认知调查问卷》，问卷初稿形成后，在石河子大学医学院第一附属医院抽取部分医护人员进行了预调查，根据预调查结果进行了条目的删增和修订，问卷最终包含 35 个题目，分成三个部分，分别是手术部位感染知识、风险认知、风险应对。采用李克特 5 点量表，1 代表很小影响，5 代表很大影响，分数越高，影响越大。

对于问卷的内容效度，本书采用 Cronbach Alpha 系数估计法对风险认知各量表进行内部一致性检验，一般认为 Cronbach Alpha 大于 0.7，表明各个测量项目的稳定性和内部一致性较好[7]。在本书中，量表风险认知和风险应对 Cronbach Alpha 系数大于 0.7，知识知晓 Cronbach Alpha 系数大于 0.6。在量表的结构效度上，本书采用 KMO 判断量表的结构效度，风险认知和风险应对的值均大于 0.7，知识知晓的值大于 0.6。

三、医护人员手术部位感染知识掌握情况

（一）手术部位感染知识知晓率

手术部位感染知识部分设置了 6 道题，主要考察医护人员对手术部位感染的诊断、防控、影响因素的掌握情况，6 道题总正确率为 39.65%，手术部位感染防控回答正确率较高，手术部位感染诊断回答正确率较低，手术部位感染的影响因素掌握情况一般，每一道题的回答正确率具体见表 4-2。

表 4-2 手术部位感染知识知晓率

项　目	答对人数	正确率（%）
手术切口缝线处有少量脓性分泌物是否可以诊断为手术部位感染	471	63.30
坏疽性阑尾炎穿孔是几类切口	106	14.24

续表

项　　目	答对人数	正确率（%）
去除手术区域毛发的最佳时间	405	54.43
洁净手术室连台手术之间是否需要留有 15 分钟的自净时间	723	97.17
手术患者预防用抗菌药物的最佳时间	677	91.12
麻醉与手术部位感染的关系	243	32.66

　　手术部位感染诊断设置了 2 个问题："手术切口缝线处有少量脓性分泌物是否可以诊断为手术部位感染"，回答正确率为 63%；"坏疽性阑尾炎穿孔是几类切口"，回答正确率仅为 14%。究其原因，在手术切口分类中，外科学教科书和我国卫生部规范的病历首页手术切口分三类：清洁切口（Ⅰ类）、可能污染切口（Ⅱ类）、污秽切口（Ⅲ类），而我国 2010 版手术部位感染控制指南将手术切口分四类：清洁切口（Ⅰ类）、清洁-污染切口（Ⅱ类）、污染切口（Ⅲ类）、污秽切口（Ⅳ类）。坏疽性阑尾炎穿孔按照三分类是Ⅲ类切口，按照分四类应属于Ⅳ类切口，大多数医护人员选择的是Ⅲ类切口。

　　手术部位感染防控设置了 3 个问题："洁净手术室连台手术之间是否需要留有 15 分钟的自净时间"，回答正确率为 97%；"手术患者预防用抗菌药物的最佳时间是什么"，回答正确率为 91%；"去除手术区域毛发的最佳时间是什么"，回答正确率为 54%。这说明医护人员对手术部位感染防控知识掌握的还可以，但对大多数医护人员来说，手术部位感染防控是一个知易行难的实践行为问题。

　　手术部位感染影响因素设置了 1 个问题："麻醉与手术部位感染的关系是什么"，回答正确率为 32%，麻醉通过影响全身及局部的血液循环、氧分压等因素而影响手术部位感染的发生，是手术部位感染的影响因素，但医护人员对此不甚了解。

虽然医院感染知识只设置了 6 个问题，但包含了手术部位感染的诊断、防控、影响因素，从回答的情况来看，医护人员对手术部位感染知识掌握情况不容乐观，知识知晓率低，既有医护人员自身因素，也有医院管理因素，还有顶层设计的问题，尤其是切口分类标准不一致，使临床医护人员混淆，也让医院统计部门难以操作。

（二）不同特征医护人员手术部位感染知识知晓率

医护人员对手术部位感染知识知晓率与人群的特征、所处的岗位、医疗机构的管理水平等有关。从地域来看，东部地区知晓率高于中部和西部；从医院级别来看，三级医院知晓率高于二级医院；从职业来看，医生知晓率高于护士；从职称来看，知晓率随职称的升高而升高；从年龄和工作年限来看，居于中间的人群知晓率较高，到了最高档次知晓率反而是最低的，这可能与调查的这一部分人群有关，在本次调查中，护士人数占到 61%，50~59 岁和工作年限大于 20 年基本是同一类人群，这类护士群体由于年龄偏大的缘故，缺乏学习新知识的动力；从学历来看，本科和硕士是外科医护人员的主体力量，知识掌握也较好，博士正确率低可能与其对感染知识关注得少有关，也有可能与本次调查中的博士年资比较轻、接触临床时间短有关；从工作科室来看，普外科、骨科、神经外科知识掌握好于其他科室。见表 4-3。

表 4-3　不同特征医护人员手术部位感染知识知晓率

项目	6 个问题总正确率	卡方	P 值
地域			
东	49.70		
中	35.41	53.361	0.000
西	43.10		

续表

项目	6个问题总正确率	卡方	P值
医院级别			
三级	75.19	1178.552	0.000
二级	20.45		
性别			
男	59.13	121.523	0.000
女	40.87		
年龄			
20~29岁	37.62		
30~39岁	68.36	166.824	0.000
40~49岁	26.63		
50~59岁	10.48		
工作年限			
<5年	27.18		
5~10年	46.78	33.800	0.000
10~20年	59.30		
>20年	16.75		
职业			
医生	69.88	317.082	0.000
护士	32.75		
职称			
初级	13.03		
中级	40.81	363.399	0.000
高级	66.15		

续表

项目	6 个问题总正确率	卡方	P 值
学历			
中专	2.45		
大专	10.50		
本科	54.87	825.234	0.000
硕士	43.67		
博士	8.52		
工作科室			
普外科	46.96		
骨科	53.36		
心胸外科	29.73		
神经外科	38.70		
泌尿外科	21.62	94.429	0.000
妇产科	24.65		
急诊外科	25.55		
手术室	29.18		
其他外科	24.25		

四、医护人员对手术部位感染的风险认知

手术部位感染风险认知是医护人员对手术部位感染问题的心理反应,表现为医护人员对患者发生手术部位感染问题的担忧或不担忧,医护人员风险认知不仅取决于手术部位感染风险暴露程度的判断,也取决于手术部位感染风险的危害程度。

在风险认知结构中,有两个基本维度,即熟悉性和控制性,任何一种风险事件都可以通过这两个维度来进行风险认知的评

判，人们对于不了解或者"不可见"的风险事件比对了解或者"可见"的风险事件更难以接受，人们对于熟悉的风险则可能会产生"司空见惯"的反应，而对于不熟悉的风险则可能会产生过高地估计。Verdonk 认为，人们会过高地估计他们不熟悉的风险，而低估过于熟悉的风险[8]。人们对风险事件感到熟悉的同时，也感到容易控制该事件，表现出的风险认知水平就低，反之亦然。

对于手术部位感染风险的熟悉性，不仅仅来源于医护人员亲身经历感受到的直接经验，也来自于培训和信息宣传而获得的知识，医护人员对手术部位感染的发生机理、影响因素、重要性、造成的后果越熟悉和了解，越有利于手术部位感染的应对。从本次调查来看，虽然医护人员对手术部位感染知识的知晓率较低，但医护人员对手术部位感染的重要性有清醒的认识，选择手术部位防控"非常重要"的比例达到96.7%，选择"重要"的比例占2.4%。对手术部位感染造成的后果有深切的感受，认为对医生的影响主要是增加工作量和心理压力，对患者影响主要是身体痛苦、精神痛苦、增加医疗费用，对医院的影响主要是医患矛盾增加、降低床位周转，其中选择医患矛盾增加的占到调查人员总数的96%，这说明医护人员对手术部位感染造成的后果感触最深的是患者痛苦和医患矛盾增加。见表4-4。

表4-4　医护人员感知的手术部位感染后果

项目	选项	人数	比例（%）
你认为发生手术部位感染对你的影响	增加工作量	604	81.18
	声誉	321	43.14
	心理压力	576	77.41
你认为发生手术部位感染对患者的影响	身体痛苦	720	96.77
	精神痛苦	624	83.87
	增加医疗费用	629	84.54
	延长住院日	597	80.24

项目	选项	人数	比例（%）
你认为发生手术部位感染对医院的影响	降低床位周转率	578	77.6
	没什么影响	36	4.83
	增加科室收入	54	7.25
	医保费用超标	486	65.32
	医患矛盾增加	701	94.22

控制性是指人们能够采取什么样的措施以减少风险带来的损失，人们对风险的控制感受是自己的控制能力和风险事件之间互动博弈的过程，当人们知觉到风险事件的进程或结果是可以被控制的时候，往往会降低对该事件的风险评定程度；当某一风险事件超过了人们目前的控制能力，人们往往有较高的风险认知。对于手术部位感染风险的可控性问题，59%的被调查对象认为手术部位感染的发生基本可以预料；65%的被调查对象认为手术部位感染基本可以避免；54%的被调查对象相信自己能够采取各种措施，避免手术部位感染；63%的被调查对象相信能采取有效措施应对手术部位感染。采用李克特5点量表对医护人员的选项赋分，从完全不同意到完全同意，赋分1~5分，1代表很小，5代表很大，医护人员对手术部位感染的可控性在4分以上，这说明尽管外科医护人员日常感受到手术部位感染风险，但是他们认为这种风险在大多数情况下是可以控制的，即他们相信自己的能力能够控制手术部位感染风险。见表4-5、表4-6。

表 4-5 医护人员对手术部位感染风险可控性选择的构成比（%）

	完全不同意	基本不同意	一般	基本同意	完全同意
您认为手术部位感染的发生可以预料吗	4.66	10.56	15.53	59.01	10.25

续表

	完全不同意	基本不同意	一般	基本同意	完全同意
您认为手术部位感染的发生可以避免吗	1.24	4.19	14.75	65.68	14.13
你相信自己能够采取各种措施，避免手术部位感染	3.42	6.05	31.83	54.43	4.27
如果发生手术部位感染，你相信你能采取有效措施应对	0.17	6.14	14.81	63.24	15.65

表 4-6　医护人员对手术部位感染风险可控性评分

	总体	医生	护士
您认为手术部位感染的发生可以预料吗	3.59	3.72	3.54
您认为手术部位感染的发生可以避免吗	3.87	3.52	3.87
你相信自己能够采取各种措施，避免手术部位感染	4.19	4.22	4.18
如果发生手术部位感染，你相信你能采取有效措施应对	4.47	4.67	4.39

五、医护人员的手术部位感染风险应对

　　对风险的知觉会促使人们采取一定的行为来降低风险，通常采取的降低风险的方式有两种：一是降低风险事件出现的概率；二是降低风险出现的后果。这两种行为方式的提出是基于将风险界定为出现的概率与造成的后果的函数[9]。在手术部位感染控制中，前者包括提高手术技术、加强无菌操作、加强手术室环境及器械的消毒灭菌管理等措施减少手术部位感染的发生；后者包括一旦出现手术部位感染迹象，采取积极治疗、延长抗菌药物使用、加强患者营养平衡等措施，防止感染进一步加重。

　　在本书中，处在压力情境下的医护人员，处理自己所认为危险情境的思想和行为，这种应对压力所做出的各种努力称为应对行

为，这种行为可以归纳总结为防御性应对行为和积极应对行为，防御性应对行为是指医护人员在面对手术部位感染风险时，被动地采取旨在降低风险的努力，包括：执行手术部位感染防控措施、加强术前评估；积极应对行为是指积极探索解决问题的行为，包括积极改善诊疗质量、仔细分析问题的多个方面并获取解决方案、关注手术部位感染的相关信息、使用一些新的有循证证据的手术部位感染控制措施。

从风险认知的熟悉性和控制性两个维度可以很好地解释二级医院和三级医院对待手术部位感染高风险患者的态度，当控制感程度较低时，人们更倾向于寻求防御性应对行为。当人们的控制感较强时，人们倾向于采取积极应对行为，从本次调查来看，当问及"择期患者有手术需要但感染风险极大时，你会如何做"，二级医院有40%的医护人员选择了做好充分准备后做手术，三级医院70%的医护人员选择做好充分准备后做手术。

从风险认知的信息来源来看，医护人员的手术部位感染知识首先来自于经验，其次来自于培训，主动查阅手术部位感染防控文献的医护人员并不多，这是一些循证证实有效的感染防控措施并不被很多医护人员知道也没有临床中实践的主要原因，例如备皮问题，近60%的人选择了防控指南已经不推荐的刮刀刮除。

从风险认知对行为的影响来看，医护人员的风险认知对行为具有显著影响，风险认知高往往会更谨慎，反之，风险认知低往往疏于防范，风险认知程度越高，采取防御性应对行为和积极应对行为的频率越高，对风险的担忧往往促使他们采取各种行为来规避风险的危害，这也解释了医护人员对手术部位感染高风险患者术前会进行更充分的准备，术前讨论、术前风险评估并纠正不足，术中会更自觉的规范自己的行为，术后病情观察得更仔细。本次调查显示，如果担心患者发生手术部位感染你会怎样，88%的人选择了自觉规范诊疗操作时自己的行为。

对风险的认知会促使人们采取一定的行为来降低风险，医护人员日常工作中保持一定的风险认知是其努力采取各种措施降低手术部位感染的动力，因此合理的引导医护人员控制手术部位感染的行为可以从影响医护人员风险认知的结构入手，提高他们对手术部位感染的熟悉程度和可控性可以促使他们采取更多的积极应对行为。

表 4-7 医护人员的手术部位感染风险应对行为

项目	选项	人数	比例
当择期患者有手术需要但感染风险极大时，你会	告知患者风险极大，采取保守治疗	179	24.07
	做好充分准备后做手术	528	70.96
	请其他有经验的人做	19	2.55
	转院	18	2.41
担心患者发生手术部位感染你会	延长抗菌药物使用时间	327	43.95
	加强其他相关诊查措施	515	69.22
	自觉规范诊疗操作时自己的行为	661	88.84
选择抗菌药物时，你选择的依据是	科室习惯用法	204	27.42
	个人经验用法	104	13.98
	根据药敏结果	500	67.2
	根据价格、疗效、病情综合考虑	488	65.59
手术部位感染知识的主要来源	工作经验	685	92.07
	培训	50	6.72
	查阅文献	9	1.21
腹部手术区域毛发不浓密，不干扰手术操作，你的选择是	不刮毛，只要求其清洁	132	17.74
	常规用刮刀刮除	438	58.87
	用新式的备皮器	174	23.39

第二节 手术部位感染风险评估

一、手术部位感染风险指标

国内鲜有关于手术部位感染风险评价指标体系的研究，本书在分析和参考国内外相关研究的基础上，结合手术部位感染风险特点，从患者因素和医疗相关因素初步拟定手术部位感染风险评价指标体系，在所调查的 744 名医护人员中选择 28 名正高，包括外科医生 25 人、护士 2 人、麻醉医生 1 人。以德尔菲法确定指标及权重，一级指标的权重测算采用百分权重法，即将每一项指标重要性得分值除以各指标重要性总分值，其商即为该项指标的权重；二级指标权重的测算采用比例分配法，根据专家对每个二级指标重要程度与熟悉程度的自我评判的均值，把二级指标重要程度均值与熟悉程度均值的乘积作为分子，该二项指标所归属的一级指标下包含的所有二级指标重要程度均值与熟悉程度均值的乘积累加之和作为分母，两者的比值即为该项二级指标的权重系数[10]，组合权重为一级指标权重与二级指标权重的积。经过两轮专家咨询，专家对于各指标的平均权威系数为 0.84，专家意见协调系数一级指标 $W = 0.54$（$X^2 = 49.76$，$P < 0.05$），二级指标 $W = 0.17$（$X^2 = 210.31$，$P < 0.05$），专家的评判意见基本趋于一致。对于一级指标，9 位专家认为从患者因素、医疗相关因素分类看，在实际应用中不好操作，建议根据患者手术流程，将类别分为患者因素、术前因素、术中因素、术后因素，经过课题组讨论达成共识，采纳该建议。二级指标经过二轮专家咨询，不断合并、删减，从原来的 38 个调整为 31 个，最终形成包含 4 个一级指标和 31 个二级指标的手术部位感染风险评价指标体系，其中患者因素 9 项、术前处理因素 5 项、术中因素 12 项、术后因素 5 项。

本书建立的风险评价指标体系一级指标按权重排序筛选出术中

因素为手术部位感染风险最核心的部分，其次为患者因素，二级指标按组合权重排序筛选出前 10 位的风险因素为切口污染程度、其他部位有感染灶、糖尿病、手术时间长（>3h）、术前基础情况纠正不足、术前感染未很好控制、切口维护不良、器械敷料灭菌不彻底、术者手术技巧、免疫功能受损。见表 4-8。

表 4-8　手术部位感染风险评估指标体系

一级指标	权重	二级指标	权重	组合权重
患者因素	0.3370	高龄	0.1043	0.0352
		糖尿病	0.1365	0.0460
		肥胖	0.0845	0.0285
		恶性肿瘤	0.0980	0.0330
		营养不良	0.1091	0.0369
		免疫功能受损	0.1109	0.0374
		慢性阻塞性肺病	0.1057	0.0356
		已有细菌定植	0.0896	0.0301
		其他部位有感染灶	0.1614	0.0544
术前因素	0.1543	术前住院时间>5 天	0.1287	0.0199
		术前基础情况纠正不足	0.2809	0.0434
		医护人员宣教不足	0.1267	0.0196
		手术野皮肤准备不足	0.2057	0.0317
		术前感染未很好控制	0.2578	0.0398
术中因素	0.3630	切口清洁程度（Ⅰ、Ⅱ、Ⅲ 类切口）	0.1543	0.0560
		外科手消毒不合规	0.0791	0.0287
		患者皮肤消毒不合规	0.0658	0.0238
		手术室环境维护不到位	0.0857	0.0311
		器械敷料灭菌不合格	0.1078	0.0391
		置入人工材料	0.0717	0.0260
		手术技巧不足(局部积血积液、死腔)	0.1035	0.0376

续表

一级指标	权重	二级指标	权重	组合权重
术中因素	0.3630	麻醉维护不到位（组织灌流、血氧饱和度）	0.0535	0.0194
		抗菌药物使用不合理	0.0552	0.0200
		大量输血	0.0561	0.0204
		术中保温不足	0.0465	0.0169
		手术时间大于>3h	0.1208	0.0439
术后因素	0.1457	切口维护不良	0.2730	0.0398
		抗菌药物使用不合理	0.2052	0.0299
		手卫生依从性差	0.1983	0.0289
		留置引流>7天	0.1811	0.0264
		医护人员宣教不足	0.1422	0.0207

本研究建立的识别指标体系中，一级指标按权重排序依次为：术中因素、患者因素、术前因素、术后因素，一级指标中术中因素所占比重最大（0.3630），为手术部位感染风险最核心的部分，其次为患者因素（0.3370）。三级指标按组合权重排序前10个指标依次为：切口污染程度、其他部位有感染灶、糖尿病、手术时间长（大于3h）、术前基础情况纠正不足、术前感染未很好控制、切口维护不良、器械敷料灭菌不彻底、术者手术技巧、免疫功能受损。

手术过程使用医疗资源众多，由于参与人员众多、过程繁杂、环节较多，潜藏的风险因素也最多，人员、资源、技术、时间和信息的相互作用在手术过程中得到集中体现。在本书中，筛选出术中风险因素指标12项，其中主要的风险因素是切口污染程度、手术时间（大于3h）、器械敷料灭菌（不彻底）、手术技巧、手术室环境维护（不到位）。

手术部位感染包括多方面的风险因素，患者作为宿主，本身就是感染最重要的风险因素，随着医学科学的不断进步，越来越多的高龄、合并有心血管疾病及肝肾疾病的患者接受着比以往创伤性更大的手术，由患者自身因素带来的感染风险日益凸显，本书中，筛选出患者风险因素指标9项，其中主要的风险因素是其他部位有感染灶、糖尿病、免疫功能受损、营养不良。

术前处理是围手术期医疗安全管理最为复杂的部分，健康状况不理想的患者术前未能及时纠正，可明显增加手术部位感染风险，本书筛选出术前风险因素5项中，主要的风险指标是术前基础情况纠正不足、术前感染未很好控制。

术后因素在手术部位感染风险中影响相对较小，但术后切口维护不良及抗生素的不合理使用仍是术后常见的主要风险因素。

二、手术部位感染风险分析

（一）手术部位感染风险

在对手术部位感染风险评价体系初步构建后，针对评价体系内的具体影响因素进一步的分析和辨别是风险研究的重要步骤。本书探索性地认为，最终是否发生手术部位感染风险事件，取决于于患者个体的免疫能力和医疗机构对手术部位感染的防控能力，因此，手术部位感染风险评价可分为针对患者个体层面的风险评价和针对医疗机构手术部位感染防控能力的风险评价，出于风险评价目的的不同，对风险指标的取舍也不同，针对患者个体层面的评价，主要是分析患者自身因素和在手术前后所接受的医疗措施对手术部位感染发生可能性的影响，一般使用客观指标进行量化评价。针对医疗机构手术部位感染防控能力的评价，主要是分析手术部位感染防控措施是否得当和执行是否到位，可通过调查防控措施的依从性量化评价，也可通过专家经验进行半定性定量的评估。本书这部分是针对医疗机构手术部位感染防控能力的评价，主要是根据专家的经验和判断来评价已识别风险因素的影响和可能性，在风险指标研究的基础上设计风险分析调查问卷，在调查问卷中详细说明手术部位感染风险分析的目的、意义和评价标准，请专家根据自己的经验在调查问卷上打分。在所调查的744名医护人员中选择了165名高级职称医护人员参与风险分析的问卷调查，其中外科医生154人、外科护士7人、麻醉医生4人。手术部位感染风险发生可能性及严重性评价标准量化为5个等级，并分别赋值为为9分、7分、5分、3分、1分，具体如表4-9所示。

表4-9 风险可能性及严重性评价标准

风险可能性评价标准		风险严重性评价标准	
评分等级	定义或说明	评分等级	定义或说明
9分	风险因素暴露频繁发生或每天有可能发生	9分	一旦风险因素暴露，很可能引起手术部位医院感染或暴发
7分	风险因素暴露经常发生或每周有可能发生	7分	一旦风险因素暴露，可能引起手术部位感染
5分	风险因素暴露每月有可能发生	5分	一旦风险因素暴露，会增加抗菌药物使用
3分	风险因素暴露偶尔发生或每季有可能发生	3分	风险因素暴露，对手术部位感染的影响很小
1分	风险因素暴露很少发生或每年有可能发生	1分	风险因素暴露，对手术部位感染的影响基本可以忽略不计

　　按照调研对象等权的原则，采取简单算术平均值计算165位受访者的打分，结果作为风险可能性及严重程度的量化值。研究结果提示，以风险因子对手术部位感染影响严重程度来评价，以器械敷料灭菌不合格和手术室环境维护不到位后果最为严重。以风险因素暴露的频率来评价，以手术时间长和术中保温不足发生概率最高。风险指数是用具体的数值来表示风险程度的方法，在本书中由风险可能性与严重性数值的乘积来表示。风险等级结合相关文献及专家意见，确定为风险指数大于等于25为高风险水平，风险指数大于等于15为中等风险水平，风险指数小于15为低风险水平。研究结

果显示，高水平的风险因素是：患者基础情况评估纠正不足、手术技巧不足、手术室环境维护不到位、手术野皮肤准备不足、术中保温不足、抗菌药物使用时间长。见表4-10。

表4-10 手术部位感染风险分析

	风险因素	可能性	严重性	风险指数
A 术前风险	A1 术前住院时间过长	3.45	3.19	11.01
	A2 患者基础情况评估纠正不足	5.14	6.32	32.48
	A3 医护人员宣教不足	6.41	1.95	12.50
	A4 手术野皮肤准备不足	4.39	5.77	25.33
	A5 术前感染未很好控制	2.14	8.32	17.80
B 术中风险	B1 外科手消毒不合规	3.45	6.50	22.43
	B2 患者皮肤消毒不合规	3.02	6.50	19.63
	B3 手术室环境维护不到位	3.64	8.73	31.78
	B4 器械敷料灭菌不合格	2.06	8.86	18.25
	B5 手术技巧不足	4.50	7.14	32.13
	B6 麻醉维护不到位	3.50	4.19	14.67
	B7 抗菌药物使用不合理	4.77	4.86	23.18
	B8 大量输血	6.63	3.16	20.95
	B9 术中保温不足	7.95	3.19	25.36
	B10 手术时间长	5.25	4.23	22.20
C 术后风险	C1 切口维护不良	3.64	5.59	20.35
	C2 抗菌药物使用时间长	6.27	4.87	30.53
	C3 手卫生依从性差	4.36	3.26	14.21
	C4 留置引流时间长	3.86	3.45	13.32
	C5 医护人员宣教不足	5.13	2.73	14.00

（二）建立风险矩阵

风险分析的目的在于明确风险当前水平及关键性控制手段，最直观表现风险发生可能性及严重性的方式是风险矩阵，在风险矩阵中，横轴表示风险发生可能性大小，纵轴表示风险影响程度的大小，如图 4-1 所示，Ⅱ象限内所显示的是发生可能性和严重性均较高的风险，本书中落在Ⅱ象限的是患者基础情况评估纠正不足（A2）、手术技巧不足（B5）、手术室环境维护不到位（B3）、手术野皮肤准备不足（A4）、术中保温不足（B9）、抗菌药物使用过长（C2）；Ⅰ象限内是发生可能性低但严重性较高的风险，本书中落在Ⅰ象限的是术前感染未很好控制（A5）、器械敷料灭菌不合格（B4）、患者皮肤消毒不合规（B2）、切口维护不良（C1）；Ⅲ象限内是发生可能性较高但严重性较小的风险，本书中落在Ⅲ象限的是外科手消毒不合规（B1）、抗菌药物使用不合理（B7）、大量输血（B8）、手术时间长（B10）；Ⅳ象限是发生可能性和影响均较小的风险，本书中落在Ⅳ象限的是术前住院时间过长（A1）、医护人员宣教不足（A3）、麻醉维护不到位（B6）、手卫生依从性差（C3）、留置引流时间长（C4）、医护人员宣教不足（C5）。在手术部位感染风险管理中，应将重心放在Ⅱ象限内的风险，采取各种措施力图

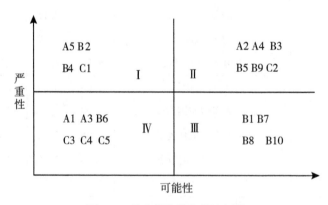

图 4-1　手术部位感染风险矩阵

降低风险；关注Ⅰ象限内和Ⅲ象限内的风险，但暂时不需要采取进一步的措施，通过监控确定风险维持在现有水平；不必过多将重心用于防范Ⅳ象限内的风险，以利于资源的优化利用和工作效率的提高。

（李新梅　张玉萍　赵晓军　程亚丽　李静）

◎ 参考文献

1. 王政. 国内风险认知研究文献综述［J］. 济宁学院学报，2011（05）：95-99.

2. Finucane M L，Holup J L. Psychosocial and cultural factors affecting the perceived risk of genetically modified food：an overview of the literature［J］. Soc Sci Med，2005，60（7）：1603-1612.

3. Covello V T，Peters R G，Wojtecki J G，et al. Risk communication，the West Nile virus epidemic，and bioterrorism：responding to the communication challenges posed by the intentional or unintentional release of a pathogen in an urban setting［J］. J Urban Health，2001，78（2）：382-391.

4. 代豪. 雾霾天气下公众风险认知与应对行为研究［D］. 华东师范大学，2014.

5. 李华强，范春梅，贾建民，等. 突发性灾害中的公众风险感知与应急管理——以5·12汶川地震为例［J］. 管理世界，2009（06）：52-60.

6. Tams S，Thatcher J，Grover V，et al. Selective attention as a protagonist in contemporary workplace stress：implications for the interruptionage［J］. Anxiety Stress Coping，2015，28（6）：663-686.

7. 吴明隆. 问卷统计分析实务——SPSS操作与应用［M］. 重庆：重庆大学出版社，2010.

8. Verdonk P，Rantzsch V，de Vries R，et al. Show what you know and deal with stress yourself：a qualitative interview study of medical

interns' perceptions of stress andgender［J］. BMC Med Educ, 2014, 14：96.

9. Klappa S, Audette J, Do S. The roles, barriers and experiences of rehabilitation therapists in disaster relief：post-earthquake Haiti 2010 ［J］. Disabil Rehabil, 2014, 36（4）：330-338.

10. 高婷婷，田军章，王声湧，等. 卫生部门应急风险沟通能力评价指标体系研究［J］. 中华疾病控制杂志，2014（03）：252-256.

第五章　手术部位感染风险预警模型构建

　　医院感染管理是以监测为基础，以控制为目标，监测和预警是目前医院感染管理信息系统的两个重要功能，准确的监测、及时的预警是手术部位感染防控的重要保障。本章节主要描述手术部位感染风险预警模型建立的过程及方法，运用单因素和多因素统计分析方法筛选手术部位感染的危险因素，建立手术部位感染高危患者预警模型、疑似病例预警模型、感染暴发预警，确定手术部位感染预警指标及预警阈值，对模型的预测效力及应用效果进行初步分析。

第一节　手术部位感染风险预警模型构建背景

　　医院感染监测是医院感染管理的重要组成部分，也是感染预防控制的基础，随着高危人群的增加，由患者自身因素带来的感染风险因素日益凸显，传统的医院感染监测模式已经不能适应工作的需要，如何做好医院感染监测这项基础工作，特别是作为核心内容的医院感染病例监测，一直是医院感染管理的难点。

　　（1）没有信息系统助力，医院感染漏报率高的问题很难解决。2016 年我国医院感染 30 年总结课题——医院感染监测，专题调查 173 所医院，感染发病率为 1.58%，低于美国报道的医院感染发病率。2015 年我国国家医院感染质控中心对我国 24 个省的 99 所医疗机构调查发现，医院感染总体漏报率大于 50% 以上[1]，完全依靠人工主动上报的医院漏报率明显高于应用医院感染监测信息化系统的医院。

在没有安装医院感染信息系统的医院，医院感染病例监测主要是依靠临床医生上报及医院感染专职人员每日查阅在院病例进行感染病例筛查、数据登记、指标统计分析，一般在 2000 张床位的医院，每日在院病例至少 2000 人以上，每日手术患者至少 150 人以上，感染控制专职人员每日要从海量的在院病例中发现医院感染病例，在工作量的繁重与低效的情况下，是难以做到及时、准确监测的，因此，我国医院感染漏报率高的问题一直未得到很好解决。

我国医院感染监测质量存在问题，除从发病率低和漏报率高的结果中推断外，从医院感染暴发流行的报告情况中也能得到佐证。2016 年，我国医院感染 30 年总结课题——医院感染监测专题调查的 173 所医院中，2013 年至 2015 年 3 年间，医院感染暴发的发现情况调查结果显示，二级医院中，有 12 所医院报告了 17 起医院感染暴发流行事件；三级医院中，有 37 所医院报告了 125 起医院感染暴发流行事件。还有 135 所医院 3 年未发现疑似医院感染暴发事件，这说明监测系统存在较大问题[2]。但自己有医院感染实时监测系统的医院发现医院感染暴发较无实时监控系统的医院高，这说明信息化系统能通过建立医院感染暴发预警模型来及早发现暴发流行。

（2）预警功能是目前医院感染信息化开发的重点。

随着整个医疗系统信息化的推进，越来越多的医院感染管理软件被应用到医院工作中，在实际应用中取得了一定的效果。但受限于开发当时的医院信息化建设程度和计算机技术的发展，在功能的实现上有较大差距，且水平参差不齐，大多数软件可以实现感染病例上报、统计等基本功能，开发的重点以发现临床阳性病例为目标，但对于已存在医院感染风险但尚未确诊病例的早期识别、早期干预不足，也无法实现医院感染聚集或暴发事件的早期预警和干预。在 2016 年，我国医院感染 30 年总结课题——手术部位感染专题调查的 199 家医院中，61.3% 的医院已经建立了疑似病例信息化预警模块，但预警功能实现的不到28%，而且感染病例识别的自动化程度低，疑似病例的筛查准确性较差，这说明大家都已意识到预警工作的重要性，但其开发还有一个艰难的过程。究其原因，从医院感染信息系统中增加一个预警模块并不难，但是如果要实现其功能，第一，如果没有与医院的医院信息系统（HIS）、医疗检验系统（LIS）、医疗影响系统（PACS）连接，则无法实现医疗数据库中的数据提取；第二，提取数据的指标、每一项指标的分值、预警的阈值，都需要严谨的专业设计来确定其逻辑关系。

医院感染软件开发的模式主要是医院感染专业人员与计算机技术人员合作开发，据不完全统计，目前我国有公开文献报道的各种监测软件或系统有30余个，使用最广泛的信息系统是湘雅医院感染管理科任南教授等人与深圳宁远科技有限公司开发的"蓝蜻蜓医院感染实时监测管理系统"和解放军总医院感染管理科刘运喜教授等人与杭州杏林信息科技有限公司开发的"杏林医院感染实时监测系统"，但这些信息系统目前基本上都实行的是二级预警，即疑似感染病例预警及感染暴发预警。

（3）开发针对具体感染类型的预警模块，可以提高预警的效率和准确性。

目前医院感染信息系统疑似感染病例预警的指标大多适用于各种医院感染类型的通用指标，这种通用指标预警范围广，但其准确性相对不足，在医院感染的各种类型中，构成比占前三位的是下呼吸道感染、泌尿道感染、手术部位感染，因此，近年来，有人开始尝试在医院感染通用指标的基础上开发出更多的针对具体感染类型的专用预警指标，将通用指标与专用指标结合，以提高预警的效率与准确性。

本书在前人研究的基础上，希望在医院感染信息平台中实现手术部位感染高危患者预警、疑似感染病例预警、感染暴发预警，通过三个不同层次的预警对手术患者实行全程动态监控，从患者入院即开始监测危险因素和各种相关指标，通过数据挖掘技术自动提取并计算患者的感染预测分值，手术患者其感染预测分值达到预警界值在手术前即出现在高危患者预警界面，提示医生及医院感染专职人员关注，并实行干预；手术后继续监测感染症状体征以及相关指标，只要出现阳性指标，系统就会自动提取并计算手术患者术后感染分值，达到预警界值时，该患者的基本信息即会出现在疑似病例预警界面，实现疑似病例预警。

（4）预警指标的选取及预警阈值的确定是预警的基础。

指标的处理是风险预警系统的核心，而风险预警过程中涉及的指标较多，有些因素可以用数量确切表达，还有一些因素则难以用数量确切表达，只能定性表达。因此，需要使用适当的指标处理方法，使所构建的指标体系既可以涵盖预警所需变量，又能够剔除贡献不大的非主要变量，同时将定性指标定量化，达到监测预警的目的。目前，指标处理方法主要有 3 类：指数预警、统计预警和模型预警[3]。指数预警是利用能反映预警对象状态的相关指标进行综合评判的方法，是对警兆的综合。统计预警是运用统计方法对警兆与警素之间的相关关系进行处理来预测警度的方法，这种方法需要统计数据，变量少，但局限于分析线性问题。模型预警方法是在监测点较多、较复杂时使用的一种预警方法，运用数学模型分析预警对象的状态是在指数预警或统计预警分析基础上的进一步分析，建立以警兆为自变量的模型，再进行回归预测。以上每种预警方法都有各自的优点和局限性，因此，如何针对不同的预警对象使用适当的预警方法，是预警研究的重点。

风险预警的阈值是各级警度的分界点，合理地确定风险预警的阈值，是预警成败的关键。若采用指标预警，一般可根据具体规程设定预警阈值，或依据实际情况合理确定预警阈值。针对综合预警，预警阈值的确定通常根据经验或理论，也就是综合指标临界值。当综合指标值接近或达到阈值时，事故就很有可能出现，这个综合预警指标值就可以确定为预警阈值。胡乐群认为：借助数学模型化的预警工具可以实现多指标预警，是未来风险预警的主流方法，专家征询法是利用专家个人经验确定指标阈值的方法，可以反映决策者的风险偏好，适用性非常广，其缺点是工作量大，自动化程度较低，文献综述法也是确定风险预警阈值的一种常用方法，参考已有文献的研究成果，根据预警对象的实际情况，根据可比性、动态性和适用性的原则进行适当调整[4]。

　　手术部位感染影响因素众多，根据临床病人的因素又错综复杂、变化不定，从这些看似杂乱无章、毫无规律的因素中寻找出能给临床决策提供一定帮助的临床指标，一直是许多研究人员努力的目标。目前建立模型的方法很多，有各自的优势与不足，Logistic回归建模方法简单，应用最为广泛；Cox模型需要连续观测数据，追踪时间长，成本较高；人工神经网络预测效能高，但网络结构确定困难，建模方法复杂。本书结合研究目的及收集资料的情况，选择了Logistic回归分析来建立模型。

　　本书建立的预警是针对患者个体的多指标预警。高危患者病例，是指术前或术中存在某种合并症或致病因素，导致有较大的手术部位感染风险，但尚未感染的患者。高危患者预警模型开发的重点以发现感染高风险患者为目标，选取的指标主要以手术部位感染的影响因素为主。疑似感染病例，是指症状、体征提示已存在手术部位感染，但还没有最后确诊的病例。疑似病例预警模型的开发以发现临床感染病例为目标，选取的指标主要以感染的结果为主。表5-1为根据文献及专家咨询初步列出来可能与手术部位感染相关的指标，这些指标与手术部位感染是否相关及关联强度如何，需要通过Logistic回归模型来实现。

表 5-1　文献筛选的预警指标

高危患者预警		疑似病例预警		暴发预警	
指标	分值	指标	分值	指标	分值
年龄		体温>38.5℃		发热：一周内出现3例以上发热	
肥胖		白细胞计数 > 10^9 个/L		相同病原体：一周内出现3例以上切口分泌物培养出相同病原体	

续表

高危患者预警		疑似病例预警		暴发预警	
指标	分值	指标	分值	指标	分值
糖尿病 激素使用 营养不良 远隔病灶 手术持续时间 ……		C 反应蛋白 > 10mg/L 降钙素原 > 0.5μg/L 切口脓性分泌物 ……		……	

第二节 数据收集及处理

一、资料收集

本章节研究数据来自于回顾性收集山东省立医院、山东大学附属齐鲁医院、华中科技大学同济医学院附属协和医院、中南大学附属湘雅医院、新疆医科大学第一附属医院、石河子大学医学院第一附属医院 2013 年 1 月—2015 年 12 月的手术病例，所需信息从医院 HIS（Hospital Information System，HIS）系统医院感染管理软件中采集，使用手术名称或手术操作编码，搜索所需要的手术病例基本信息，再逐份查阅选中病例的病程记录及相关检查检验结果，具体采集内容包括患者人口学特征、合并基础疾病情况、手术相关信息、抗菌药物使用情况及术后感染信息 5 个方面 49 个变量，其中手术部位感染危险因素 38 个变量，术后感染迹象 11 个变量。

本研究收集腹部手术病例 5067 例，发生手术部位感染 362 例，总的感染率为 7.14%。在 362 例感染病例中，表浅 212 例、深部 61 例、器官腔隙 80 例，有 9 例没分类。男性 2730 例，女性 2337 例，平均年龄 51 岁，术前合并糖尿病、恶性肿瘤、慢性阻塞性肺病、高血压冠心病及肝肾疾患等慢性的疾患比例为 36.94%，术前并发贫血、低白蛋白血症等营养不良的比例为 4.3%，平均手术时间 130 分钟，平均住院时间 15 天。见表 5-2。

表 5-2　腹部外科手术部位感染率

手术类型	例数	感染例数	感染率（%）
结直肠切除	1499	149	9.94
肝胆切除	1546	145	9.38
阑尾切除	1328	58	4.37
胃切除	116	3	2.59
直斜疝切除	324	2	0.62
脾胰切除	254	5	1.97
合计	5067	362	7.14

二、数据处理及分组

（一）数据处理

本书采用统一的变量指标输入数据库；连续变量直接输入数值，对于为二分类计数资料（二分类变量），用 0 和 1 表示，糖尿病、高血压、冠心病、慢性阻塞性肺病、恶性肿瘤、慢性肝肾疾病按查阅病例时医生的病史记录，肥胖（BMI ≥ 27）、低蛋白血症（白蛋白 < 30mg/dl）、贫血（血红蛋白 < 110g/L），术前炎症反应是包含发热、白细胞、C 反应蛋白、降钙素原等炎性指标的概括词，本研究中这些炎性指标只要有一个异常就计为 1。见表 5-3。

表 5-3 自变量赋值及含义

变量名称	变量赋值及含义
性别	0=女，1=男
BMI	24~26.9（否=0，是=1），≥27（否=0，是=1）（对照=18.5~23.9）
糖尿病	0=无，1=有
高血压	0=无，1=有
冠心病	0=无，1=有
慢性阻塞性肺病	0=无，1=有
恶性肿瘤	0=无，1=有
慢性肝肾疾病	0=无，1=有
低蛋白血症	0=无，1=有
贫血	0=无，1=有
术前炎症反应	0=无，1=有
激素或免疫抑制剂	0=无，1=有
术前肠梗阻	0=无，1=有
腹部手术史	0=无，1=有
手术方式	0=腹腔镜，1=开腹
手术切口类型	Ⅱ（否=0，是=1），Ⅲ（否=0，是=1）Ⅳ（否=0，是=1）（对照Ⅰ）
ASA 分级	Ⅱ（否=0，是=1），Ⅲ（否=0，是=1）Ⅳ（否=0，是=1）（对照Ⅰ）
麻醉类型	0=局麻，1=全麻
植入物	0=无，1=有
手术时机	0=择期，1=急诊
术前 7 天使用抗菌药	0=无，1=有
术前两小时使用抗菌药	0=无，1=有
术中追加抗菌药物	0=无，1=有

续表

变量名称	变量赋值及含义
脂肪液化	0=无，1=有
切口裂开	0=无，1=有
吻合口瘘	0=无，1=有
发热	0= T≤ 38.5，1= T>38.5
白细胞计数	0=≤10^9 个/L，1=>10^9 个/L
中性粒细胞百分比	0=≤70%，1=>70%
C 反应蛋白	0=≤10mg/L，1= >10mg/L
降钙素原	0=≤0.5ug/L，1=>0.5μg/L
白介素-6	0=7pg/ml，1=>7pg/ml
切口脓性分泌物	0=无，1=有
切口分泌物微生物培养阳性	0=否，1=是

（二）数据分组

一个完整的预警模型的建立需要建模及验证两个步骤，因此，预测模型的建立需要两组人群，建模组数据用来建立模型，验证组数据对建立的模型进行验证。两组人群如何确定分配比例？大多数统计软件默认的比例是 7∶3，经相关文献查阅，也有 5∶5[5]，6∶4[6]，7∶3[7]。本研究经反复试验，选择了 6∶4 的样本分配比例，保证了建模组有足够的样本量以选择出与手术部位感染相关的指标；同时，验证组人群不至于太少，导致抽样误差过大而引起验证的结果不稳定。

所有病例按 6∶4 随机分组，得到建模组患者 3023 例（占全体的 60%），验证组患者 2044 例（占全体的 40%），建模组感染例数 211 例，感染率 6.97%，验证组感染例数 151 例，感染率 7.38%，为证实分组过程是否做到了完全随机，对建模组和验证组各临床变量的分布情况进行了卡方检验，49 个变量中，除了性别、术前住院时间、术前肠梗阻、手术时机、术前 7 天使用抗菌药、吻合口瘘外，其他临床变量的分布在建模组和验证组中差异均无统计学意义，证实分组过程基本上做到了随机分配，避免了因临床变量分布不均而对研究结果造成不良影响。对于个别临床变量的缺失数据，在风险预警模型建立，前应用软件的多重填补功能予以替换，尽可能减少有效数据的损失。见表 5-4。

表 5-4　建模组及验证组患者临床变量分布

变量	建模组	验证组	χ^2/t 值	P 值
年龄（岁）	48.92±19.14	49.33±19.08	0.903	0.342
性别			5.210	0.022
男	1589（52.6）	1141（55.8）		
女	1434（47.4）	903（44.2）		
BMI（kg/m²）			3.013	0.222
18.5~23.9	2058（68.1）	1411（69.0）		
24~26.9	803（26.6）	507（24.8）		
≥27	162（5.4）	126（6.2）		
糖尿病			1.441	0.230
无	2806（92.8）	1915（93.7）		
有	217（7.2）	129（6.3）		
慢阻肺			0.384	0.536
无	2964（98.0）	2009（98.3）		
有	59（2.0）	35（1.7）		
恶性肿瘤			0.099	0.753
无	2743（90.7）	1860（91.0）		
有	280（9.3）	184（9.0）		
低蛋白血症			0.186	0.667
无	2957（97.8）	2003（98.0）		
有	66（2.2）	41（2.0）		

续表

变量	建模组	验证组	χ^2/t 值	P 值
慢性肝肾疾病			0.076	0.783
无	2897 (95.8)	1962 (96.0)		
有	126 (4.2)	82 (4.0)		
高血压			0.411	0.522
无	2677 (88.6)	1798 (88.0)		
有	346 (11.4)	246 (12.0)		
冠心病			0.039	0.844
无	2924 (96.7)	1975 (96.6)		
有	99 (3.3)	69 (3.4)		
贫血			3.029	0.082
无	2964 (98.0)	1989 (97.3)		
有	59 (2.0)	55 (2.7)		
激素或免疫抑制剂			2.976	0.085
无	2817 (93.2)	2011 (98.4)		
有	206 (6.8)	33 (1.6)		
术前炎症反应			0.458	0.499
无	2339 (77.4)	1598 (78.2)		
有	684 (22.6)	446 (21.8)		
术前住院时间（天）	8.57±29.80	10.43±35.15	10.917	0.001
手术方式			0.024	0.877
开腹	2048 (67.7)	1389 (68.0)		
腹腔镜	975 (32.3)	655 (32.0)		
术前肠梗阻			7.345	0.007
无	2718 (89.9)	1788 (87.5)		
有	305 (10.1)	256 (12.5)		

续表

变量	建模组	验证组	χ^2/t 值	P 值
手术切口类型			0.014	1.000
Ⅰ	227 (7.5)	153 (7.5)		
Ⅱ	2162 (71.5)	1452 (71.5)		
Ⅲ	518 (17.1)	350 (17.2)		
Ⅳ	116 (3.8)	77 (3.8)		
手术持续时间（分钟）	130.7±95.0	131.61±97.26	0.374	0.541
ASA 分级			1.526	0.822
Ⅰ	779 (25.8)	535 (26.3)		
Ⅱ	1903 (63.0)	1271 (62.5)		
Ⅲ	311 (10.3)	208 (10.2)		
Ⅳ	28 (0.9)	19 (0.9)		
Ⅴ	2 (0.1)	0		
麻醉类型			0.113	0.737
局麻	1965 (65.0)	1338 (65.5)		
全麻	1058 (35.0)	706 (34.5)		
植入物			3.053	0.081
无	2179 (72.1)	1427 (69.8)		
有	844 (27.9)	617 (30.2)		
手术时机			4.344	0.037
择期	1972 (65.2)	1391 (68.1)		
急诊	1051 (34.8)	653 (31.9)		
术前 7 天使用抗菌药			5.107	0.024
无	2498 (82.6)	1738 (85.0)		
有	525 (17.4)	306 (15.0)		

续表

变量	建模组	验证组	χ^2/t 值	P 值
术前两小时使用抗菌药			3.198	0.202
无	707（23.4）	518（25.3）		
有	2315（76.6）	1526（74.7）		
术中追加抗菌药			2.534	0.469
无	2320（81.9）	1597（83.0）		
有	329（11.6）	196（10.2）		
脂肪液化			0.604	0.437
无	2817（93.2）	1916（93.7）		
有	206（6.8）	128（6.3）		
切口裂开			0.649	0.420
无	2973（98.3）	2016（98.6）		
有	50（1.7）	28（1.4）		
吻合口瘘			9.509	0.002
无	2963（98.0）	1975（96.6）		
有	60（2.0）	69（3.4）		

注：年龄、手术持续时间为连续变量，统计分析使用 t 检验。

第三节　手术部位感染高危患者预警模型

一、单因素分析

（一）患者相关风险因素

对建模组的 3023 例手术病例进行单因素分析，进行 χ^2 检验或 t

检验,将 $P<0.05$ 作为变量有显著意义的标准,在所纳入分析的 14 个患者方面可能与术后感染相关的因素中,发现有统计学意义的变量有年龄、糖尿病、高血压、低蛋白血症、贫血等 11 个因素,具体见表 5-5。

表 5-5 患者相关风险因素(建模样本:3023 例)

变量	总例数	感染组	非感染组	感染率(%)	χ^2/t 值	OR 值	P 值
年龄(岁)	48.3±19.4	56.3±16.8	48.3±19.4		11.731	—	0.001
性别					0.089	1.044	0.765
女	1434	98	1336	6.83			
男	1589	113	1476	7.11			
BMI					6.379	—	0.041
18.5~23.9	2058	159	1899	7.73			
24~27.9	803	46	757	5.73			
≥28	162	6	156	3.70			
糖尿病					36.519	3.109	<0.001
无	2806	174	2632	6.20			
有	217	37	180	17.05			
高血压					44.789	2.968	<0.001
无	2677	157	2520	5.86			
有	346	54	292	15.61			
冠心病					10.527	2.485	<0.001
无	2924	196	2728	6.70			
有	99	15	84	15.15			
慢阻肺					4.012	2.133	0.045
无	2964	203	2761	6.85			
有	59	8	51	13.56			

续表

变量	总例数	感染组	非感染组	感染率（%）	χ^2/t 值	OR 值	P 值
恶性肿瘤					14.483	2.084	<0.001
无	2743	176	2567	6.42			
有	280	35	245	12.50			
慢性肝肾疾病					6.622	2.015	0.01
无	2897	195	2702	6.73			
有	126	16	110	12.70			
低蛋白血症					30.969	4.533	<0.001
无	2957	195	2762	6.59			
有	66	16	50	24.24			
贫血					16.541	3.548	<0.001
无	2964	199	2765	6.71			
有	59	12	47	20.34			
激素或免疫抑制剂					140.387	6.023	<0.001
无	2817	192	2625	6.82			
有	206	63	143	30.58			
术前炎症反应					21.623	1.995	<0.001
无	2339	136	2203	5.81			
有	684	75	609	10.96			
腹部手术史					25.504	3.918	<0.001
无	2945	182	2763	6.17			
有	78	16	62	20.51			

注：年龄、手术持续时间为连续变量，统计分析使用 t 检验。

年龄是多种手术术后发生并发症的危险因素。由于年老者免疫系统功能较年轻者低下，发生术后感染的危险也会相应增加。本次研究中感染组与非感染比较，年龄的统计量 t 值为 11.73，$P<0.05$。

基础疾病是手术部位感染的重要影响因素，在本次研究中，有糖尿病、高血压、冠心病、慢性阻塞性肺病、恶性肿瘤、慢性肝肾疾病的患者术后手术部位感染率明显高于不患有该疾病的患者，患有这些慢性疾病的患者术后感染风险是不患有该疾病人群的 2~3 倍，糖尿病 OR = 3.11，高血压 OR = 2.97，冠心病 OR = 2.49 慢性阻塞性肺病 OR = 2.13，恶性肿瘤 OR = 2.08，慢性肝肾疾病 OR = 2.01，分析其原因，一方面，这些慢性疾病都是和年龄相关的疾病，随着年龄的增加，疾病发生率逐渐上升，有可能是年龄因素导致的术后感染发生率增加；另一方面，这些慢性疾病所导致的一系列病理生理变化，引起机体免疫功能受损，进而影响术后感染的发生。

术前全身营养状况是影响预后的重要危险因素。临床上，白蛋白和血红蛋白是最常用的评估病人营养状态的指标，患者术前存在低蛋白血症和贫血，是术后感染发生的危险因素，本研究显示，低蛋白血症、贫血的患者术后手术部位感染率明显高于这两项指标正常的患者，术前存在这两项危险因素的患者术后感染风险是不存在该危险因素患者的 3~4 倍，低蛋白血症 OR = 4.53，贫血 OR = 3.54，白蛋白和血红蛋白低影响机体组织再生，延缓伤口胶原蛋白合成和肉芽组织的形成，不利于切口愈合，同时低蛋白血症还可影响人体免疫系统，降低细胞的活性，诱导巨噬细胞凋亡。

术前存在其他部位感染在手术患者中是常见的，多项研究显示，术前远隔部位感染与术后手术部位感染有明显的相关性[8,9]，但是在临床中，有些感染有明确的感染灶，也有很多术前有发热、白细胞增高等炎症表现的患者，很难找到具体的感染灶，因此本书采用术前炎症反应综合征（Systemic Inflammatory Response Syndrome，SIRS）这一指标来表示。研究发现，术前有炎症反应的患者术后感染率明显高于术前无感染的患者，分析其原因，一方面，这类患者术前存在感染，其免疫力已经降低，再经过手术创伤的打击，患者对病原体的免疫力降低，术后容易再次出现感染；另一方面，远处病灶的病原菌可以经血液、淋巴系统到达切口，在局部繁殖，在本书后续手术诊疗相关指标中，术前7天内使用抗菌药组术后感染率高于未使用组，有可能使术前感染导致的术后感染发生率增加。

（二）手术相关风险因素

大多数与手术部位感染有关的指标是可以量化的，但有一些则是很难量化或必须现场观察得到的，本部分为回顾性病例调查，尽可能选取从病例中可以得到的可量化的指标。

对建模组的3023例手术病例进行单因素分析，进行χ^2检验或t检验，将$P<0.05$作为变量有显著意义的标准，在所纳入分析的13个医疗方面可能与术后感染有关的因素中，发现有统计学意义的变量有切口类型、手术时间、ASA分级、手术方式、手术时机等11个因素，具体见表5-6。

表5-6 手术相关风险因素（建模样本：3023例）

变量	总例数	感染组	非感染组	感染率（%）	χ^2/t值	OR值	P值
手术方式					35.563	0.314	<0.001
开腹	2048	182	1866	8.89			
腹腔镜	975	29	946	2.97			
术前肠梗阻					84.168	4.163	<0.001
无	2718	151	2567	5.56			
有	305	60	245	19.67			
手术切口类型					22.847	—	<0.001
I	227	3	224	1.32			
II	2162	148	2014	6.85			
III	518	64	454	12.36			

续表

变量	总例数	感染组	非感染组	感染率（%）	χ^2/t 值	OR 值	P 值
Ⅳ	116	11	105	9.48			
ASA 分级					79.957	—	<0.001
Ⅰ	779	56	723	7.19			
Ⅱ	1903	108	1795	5.68			
Ⅲ	311	48	263	15.43			
Ⅳ	28	14	14	50.00			
Ⅴ	2	0	2	0.00			
麻醉类型					80.213	0.120	<0.001
局麻	1965	198	1767	10.1			
全麻	1058	17	1041	1.6			
植入物					15.938	1.786	<0.001
无	2179	129	2050	5.9			
有	844	85	759	10.1			
手术时机					6.769	0.660	<0.001
择期	1972	160	1812	8.1			
急诊	1051	55	996	5.2			
术前7天内使用抗菌药					56.066	2.424	<0.001
无	2498	280	2218	11.2			
有	525	123	402	23.5			
术前两小时使用抗菌药					0.964	1.139	0.326
无	707	82	625	11.6			
有	2315	301	2014	13.0			

续表

变量	总例数	感染组	非感染组	感染率（%）	χ^2/t 值	OR 值	P 值
术中追加抗菌药					7.841	1.538	0.005
无	2320	299	2021	12.9			
有	329	61	268	18.4			
手术持续时间（分钟）	130.7±95.0	195.8±108.0	125±91.09		4.648	—	0.011
术前住院时间（天）	10.3±32.3	9.5±17.2	8.5±30.6		1.720	—	0.19
总住院时间（天）	15.0±10.5	29.9±16.5	13.8±8.9		50.046	—	<0.001

注：手术持续时间、术前住院时间、总住院时间为连续变量，统计分析使用 t 检验。

手术切口分类、手术时间、美国麻醉协会（ASA）分级是手术部位感染重要的风险因素，手术切口类型是美国美国国家研究委员会（National Research Council，NRC）1964 年研究得出的，这一分类系统根据手术部位本身的微生物污染程度将手术切口分为四类：清洁、清洁-污染、污染、感染。至今，手术部位切口分级仍然是指导临床医生抗菌药物最重要的依据，也是国家发布抗菌药物指导方案中重要的指标。美国麻醉协会（ASA）分级是美国麻醉师协会根据病人体质状况和对手术危险性进行分类，将病人分成五级，用于评估患者术前身体状态，通过该分级系统，病人术前合并疾病对手术麻醉及术后的风险的评估能得到较好的反映。随着评分的增高，患者并发症发生的危险性增加，梁辉等人的研究显示，ASA 分级每增加一个等级，患者术后发生感染相关性并发症的风险增加 1.508 倍[10]。在本书的研究中，手术切口类型（χ^2 = 70.01）、ASA 分级（χ^2 = 162.29）、手术时间（t = 6.54）均有统计学意义。

　　手术时间是影响外科手术术后感染和住院时间的独立危险因素,手术时间长,会造成更多组织干燥,增加伤口污染水平,而且更深层次地隐含了有可能是手术困难、手术复杂、大量瘢痕、患者肥胖暴露困难等不能测量的因素。

　　手术技术是决定手术部位感染最重要的因素之一,手术技术包括医生个人的手术技巧和整个行业外科技术的进步。手术技巧是外科医生综合素质的体现,优秀的外科医生手术思路清晰,解剖层次清楚,动作轻柔准确。以最基本的开腹为例,动作娴熟的手术者拿着手术刀一刀即从皮肤切到筋膜,动作又快又准,而有些医生从皮肤切到筋膜要划好几刀,划的次数越多,组织损伤就越多,出血的机会也越多,局部使用电刀或缝线的机会也就多。Cruse 和 Foord 报告手术应用电刀切割组织或电凝止血,若经验不足,电流过强,可能使大块组织坏死,不利于切口愈合,并可使术后感染率增加 2 倍[11]。手术技巧是决定 SSI 最重要的风险因素之一,但有效测量外科医生手术技巧与手术部位感染风险之间的关系非常困难,外科医生特有的手术数量和手术部位感染之间的关系被描述为:进行更多手术操作的外科医生会获得经验,并有更低的手术部位感染率[12]。

　　作为近代外科领域的重要进展,微创技术具有减少切口的暴露范围、缩短腹腔脏器暴露时间的优点,可以最大限度地减少细菌污染机会。自从 1987 年法国实行第一例内窥镜胆囊切除术起,这一实践在更好地控制术后疼痛、感染和缩短住院时间方面显著地改变了手术,其降低 SSI 发生风险的作用也得到一些研究者的认可[13,14],本书的研究显示,开腹手术感染率为 9%,腹腔手术感染率为 3.1%,差异有统计学意义。

二、预警模型建立

　　将表 5-5、表 5-6 中单因素分析有统计学意义（$P<0.05$）的 22 个变量纳入多元 Logistic 回归模型,采用 Back-LR 法建立手术部位感染风险模型。最终进入模型的变量有糖尿病、低蛋白血症、高血

压、术前炎症反应、手术切口分类、ASA 分级、手术持续时间、腹腔镜手术共 8 个变量。经分析，各自变量的特征根不为零，条件指数均小于 10，各变量间无共线性问题。

$$Y = -3.8 + 0.56x_1 + 1.47x_2 + 0.71x_3 + 0.86x_4 + 0.79x_5 + 0.87x_6 + 1.43x_7 - 0.91x_8$$

表 5-7　手术部位感染危险因素 Logistic 回归分析结果

（建模样本：3023 例）

变量	β（B）	S. E	Wald 值	P 值	OR 值	95% CI
糖尿病（x_1）	0.563	0.234	4.292	0.004	1.603	1.03~2.49
低蛋白血症（x_2）	1.472	0.342	16.831	<0.001	3.984	2.06~7.69
高血压（x_3）	0.716	0.191	15.324	<0.001	2.105	1.45~3.03
术前炎症反应（x_4）	0.863	0.176	21.628	<0.001	2.247	1.59~3.15
手术切口类型（x_5）	0.793	0.183	17.483	<0.001	2.093	1.48~2.96
ASA 分级（x_6）	0.875	0.186	18.564	<0.001	2.154	1.52~3.04
手术持续时间（x_7）	1.430	0.169	70.056	<0.001	3.880	2.83~5.34
腹腔镜手术（x_8）	-0.915	0.211	18.297	<0.001	0.407	0.26~0.61
系数	-3.821	0.163	561.325	<0.001	0.029	

三、模型验证

（一）ROC 曲线及最佳截断点

利用每个样本的预测概率在验证组数据（2044 例）对模型进行验证，模型符合程度采用 Hosmer-Lemeshow 检验反映，最终模型 H-L 检验 $P = 0.10$，说明模型的拟合程度较好。通过受试者工作特征曲线（ROC）下面积（AUC）评价模型的鉴别效度，最终模型 AUC = 0.823。ROC 曲线是以灵敏度为纵坐标，以 1-特异度为横坐标绘制的曲线，曲线下面积（AUC）越大，诊断准确性越高，利用 ROC 曲线可以求得各个坐标点的约登指数（敏感性+特异性-1），预警阈值的确定通常取约登指数最大值对应的点为最佳截断点。本书中，高危患者预警模型约登指数最大值为 0.503，所对应的最佳截断点为 0.073。如图 5-1、表 5-8 所示。

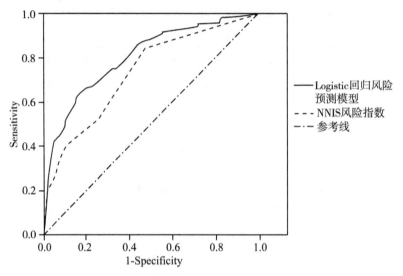

图 5-1　手术部位感染高危患者预警模型 ROC 曲线

表 5-8　高危患者预警模型阈值

预测概率界值	灵敏度	1-特异度	Youden 指数
0.000	1.000	1.000	0.000
0.004	0.995	0.880	0.115
0.005	0.995	0.843	0.152
0.006	0.995	0.840	0.156
0.007	0.991	0.837	0.153
0.008	0.991	0.836	0.155
0.008	0.991	0.830	0.161

续表

预测概率界值	灵敏度	1-特异度	Youden 指数
0.009	0.981	0.786	0.195
0.009	0.981	0.781	0.200
0.009	0.976	0.743	0.233
0.010	0.962	0.734	0.228
0.012	0.957	0.734	0.223
0.013	0.957	0.732	0.226
0.013	0.957	0.730	0.227
0.014	0.957	0.730	0.228
0.014	0.957	0.729	0.229
0.014	0.957	0.727	0.230
0.014	0.957	0.726	0.231
0.015	0.957	0.722	0.236
0.015	0.957	0.720	0.237
0.016	0.957	0.719	0.238
0.017	0.957	0.717	0.240
0.019	0.957	0.716	0.241
0.020	0.957	0.714	0.243
0.021	0.957	0.713	0.245
0.021	0.957	0.712	0.245
0.022	0.957	0.711	0.246
0.023	0.957	0.706	0.252
0.023	0.957	0.705	0.253
0.024	0.957	0.656	0.301
0.024	0.867	0.491	0.376
0.025	0.867	0.491	0.377
0.026	0.867	0.490	0.377

续表

预测概率界值	灵敏度	1-特异度	Youden 指数
0.026	0.867	0.489	0.379
0.028	0.867	0.486	0.381
0.032	0.867	0.485	0.383
0.034	0.867	0.484	0.383
0.035	0.858	0.433	0.424
0.036	0.858	0.432	0.425
0.036	0.853	0.427	0.426
0.037	0.853	0.426	0.427
0.039	0.853	0.425	0.428
0.040	0.853	0.424	0.429
0.041	0.853	0.424	0.429
0.043	0.853	0.422	0.431
0.044	0.853	0.415	0.438
0.049	0.853	0.415	0.438
0.052	0.844	0.413	0.431
0.052	0.844	0.409	0.434
0.054	0.844	0.398	0.446
0.057	0.844	0.397	0.447
0.059	0.844	0.395	0.449
0.060	0.839	0.395	0.444
0.061	0.820	0.354	0.466
0.061	0.820	0.354	0.466
0.062	0.806	0.342	0.464
0.063	0.796	0.313	0.484
0.064	0.791	0.312	0.480
0.065	0.791	0.310	0.482

续表

预测概率界值	灵敏度	1-特异度	Youden 指数
0.066	0.791	0.308	0.484
0.067	0.763	0.261	0.502
0.069	0.763	0.261	0.502
0.073	0.763	0.260	0.503
0.077	0.749	0.251	0.498
0.078	0.749	0.250	0.499
0.082	0.749	0.248	0.501
0.086	0.744	0.246	0.498
0.087	0.744	0.245	0.499
0.089	0.730	0.240	0.490
0.091	0.730	0.236	0.493
0.092	0.730	0.235	0.495
0.092	0.730	0.234	0.496
0.092	0.730	0.233	0.497
0.093	0.725	0.230	0.495
0.094	0.720	0.220	0.500
0.097	0.616	0.146	0.470
0.099	0.611	0.146	0.465
0.100	0.607	0.144	0.463
0.103	0.607	0.144	0.463
0.107	0.602	0.141	0.461
0.112	0.592	0.141	0.452
0.121	0.573	0.133	0.441
0.127	0.573	0.132	0.441
0.129	0.573	0.128	0.446
0.131	0.569	0.126	0.443

续表

预测概率界值	灵敏度	1-特异度	Youden 指数
0.133	0.564	0.124	0.440
0.137	0.545	0.123	0.422
0.139	0.531	0.119	0.411
0.139	0.526	0.119	0.407
0.139	0.526	0.119	0.407
0.144	0.517	0.106	0.411
0.150	0.483	0.089	0.395
0.153	0.479	0.087	0.391
0.156	0.479	0.087	0.392
0.158	0.479	0.087	0.392
0.159	0.474	0.086	0.388
0.160	0.445	0.079	0.367
0.162	0.422	0.066	0.356
0.165	0.412	0.064	0.349
0.175	0.408	0.062	0.345
0.187	0.403	0.061	0.342
0.197	0.384	0.053	0.331
0.202	0.384	0.051	0.333
0.208	0.384	0.050	0.333
0.212	0.384	0.048	0.336
0.213	0.384	0.047	0.337
0.215	0.374	0.047	0.328
0.217	0.374	0.046	0.329
0.219	0.346	0.043	0.303
0.223	0.322	0.040	0.282
0.227	0.322	0.039	0.283

续表

预测概率界值	灵敏度	1-特异度	Youden 指数
0.229	0.313	0.033	0.279
0.230	0.313	0.033	0.280
0.231	0.308	0.031	0.277
0.237	0.303	0.030	0.273
0.250	0.303	0.029	0.274
0.260	0.289	0.028	0.261
0.266	0.289	0.026	0.263
0.277	0.275	0.026	0.249
0.287	0.256	0.025	0.231
0.292	0.251	0.025	0.227
0.294	0.246	0.025	0.222
0.296	0.246	0.024	0.222
0.299	0.237	0.024	0.213
0.300	0.232	0.024	0.208
0.303	0.223	0.023	0.200
0.305	0.223	0.023	0.200
0.306	0.218	0.021	0.197
0.307	0.213	0.021	0.193
0.311	0.194	0.020	0.175
0.323	0.190	0.018	0.171
0.332	0.190	0.018	0.172
0.336	0.185	0.017	0.167
0.341	0.166	0.015	0.151
0.346	0.156	0.014	0.142
0.351	0.147	0.013	0.134
0.367	0.147	0.013	0.134

续表

预测概率界值	灵敏度	1-特异度	Youden 指数
0.384	0.142	0.012	0.130
0.391	0.142	0.011	0.131
0.396	0.137	0.009	0.128
0.398	0.137	0.009	0.129
0.401	0.137	0.009	0.129
0.404	0.133	0.007	0.126
0.414	0.128	0.007	0.121
0.424	0.123	0.006	0.117
0.427	0.123	0.006	0.118
0.435	0.114	0.006	0.108
0.441	0.109	0.005	0.104
0.443	0.104	0.005	0.099
0.446	0.104	0.005	0.100
0.466	0.104	0.004	0.100
0.484	0.100	0.004	0.096
0.498	0.100	0.003	0.096
0.521	0.095	0.003	0.092
0.531	0.090	0.003	0.087
0.536	0.090	0.003	0.087
0.539	0.090	0.002	0.088
0.542	0.047	0.002	0.045
0.547	0.047	0.002	0.046
0.588	0.047	0.001	0.046
0.630	0.038	0.001	0.036
0.638	0.038	0.001	0.037
0.645	0.028	0.001	0.027

续表

预测概率界值	灵敏度	1-特异度	Youden 指数
0.665	0.028	0.001	0.028
0.704	0.024	0.001	0.023
0.743	0.024	0.000	0.023
0.764	0.019	0.000	0.019
0.786	0.014	0.000	0.014
0.806	0.014	0.000	0.014
0.819	0.009	0.000	0.009
0.831	0.005	0.000	0.005
1.000	0.000	0.000	0.000

（二）数据回代

高危患者预警模型 ROC 曲线中，约登指数最大值为 0.503，所对应的概率值为 0.073，即阈值取 0.073，将验证组每个样本的风险概率值以 0.073 为界，大于该值判断为感染，小于该值判断为未感染，并与验证组数据原始记录中是否实际发生了手术部位感染进行比较，得出本研究建立预测模型的灵敏度为 78.80%，特异度为 74.32%，阳性预测值 19.66%，阴性预测值 97.77%。见表 5-9。

表 5-9　验证样本回代结果
（验证样本：2044 例）

模型判别结果	实际感染情况		合计
	感染（NI=1）	未感染（NI=0）	
感染（$P>0.073$）	119	486	605
未感染（$P<0.073$）	32	1407	1439
合计	151	1893	2044

四、预警指标及阈值

（一）将预警模型中的变量转换为预警指标

对 Logistic 回归预测模型纳入的 8 个变量指标进行赋值，根据将 β 系数舍入到最近整数的原则，糖尿病、高血压、术前炎症反应、手术切口类型、ASA 分级赋值 1 分，低蛋白血症、手术持续时间赋值 1.5 分，腹腔镜手术与开腹相比为保护因素，赋值 -1 分。见表 5-10。

表 5-10　手术部位感染高危患者预警指标分值

指标	分值	赋值说明
糖尿病	1	有
低蛋白血症	1.5	有
高血压	1	有
术前炎症反应	1	有
手术切口类型	1	Ⅲ及Ⅳ切口
ASA 分级	1	Ⅲ级以上
手术持续时间	1.5	>3 小时
腹腔镜手术	-1	使用

（二）预警的阈值

用每个样本的风险预测概率做的 ROC 曲线，其曲线下面积为 0.823，所对应的最佳截断点为 0.073，为了临床使用方便，将概率阈值预警改为用分值阈值进行预警，使用每个样本的风险分值再次做 ROC 曲线，其曲线下面积为 0.789，ROC 曲线中约登指数最大值为 0.531，所对应的最佳截断点为 1.75，根据舍入到最近整数的原则，预警的阈值可以确定为 2 分。如图 5-2、表 5-11 所示。

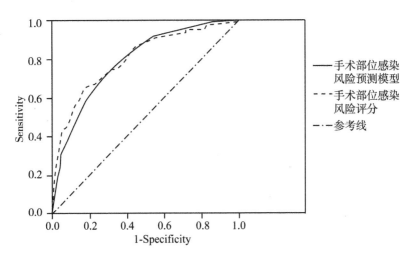

图 5-2　手术部位感染高危患者预警模型 ROC 曲线与风险评分 ROC 曲线

表 5-11　预警的阈值

预测概率界值	灵敏度	1-特异度	约登指数
-2.00	1.000	1.000	0.000
-0.50	0.993	0.858	0.135
0.25	0.921	0.543	0.377
0.75	0.887	0.500	0.387
1.25	0.806	0.314	0.492
1.75	0.783	0.256	0.531
2.25	0.622	0.126	0.496
2.75	0.477	0.048	0.429
3.25	0.225	0.040	0.186
3.75	0.126	0.015	0.111
4.25	0.086	0.012	0.074
4.75	0.026	0.004	0.022
5.25	0.020	0.003	0.017

续表

预测概率界值	灵敏度	1-特异度	约登指数
5.75	0.007	0.001	0.006
7.00	0.007	0.000	0.007
9.00	0.000	0.000	0.000

五、预测效力

(一)风险分层

将带有分值的指标代入建模样本,对建模样本中每份病例都计算其风险分值,并归到不同风险分值的组,并将患者进行危险分层,大于或等于 4 分为高风险组,2~3 分为中风险组,-1~1 分为低风险组。评分越高,SSI 发生率越高,低风险组感染率为3.63%,中风险组感染率为 15.62%,高风险组感染率为 48.53%。见表 5-12。

表 5-12 手术患者分层结果(建模样本:3023 例)

风险等级	分值	患者例数	SSI 患者例数(感染率)
低风险组	-1~1	2366	86 (3.63)
中风险组	2~3	589	92 (15.62)
高风险组	4~6	68	33 (48.53)
合计		3023	6.97

(二)与美国 NNIS risk index 的预测模型进行比较

本研究建立的模型 AUC=0.823,与美国医院感染监测手术风险指数的预测能力(AUC=0.731)进行比较,提示本研究建立的模型预测能力优于 NNIS 风险指数（见图 5-1），本模型包含糖尿病、低蛋白血症、高血压、术前炎症反应、手术切口类型、ASA 分级、手术持续时间、腹腔镜手术 8 个变量，NNIS 风险指数包含手术切口类型、ASA 分级、手术持续时间 3 个变量。与 NNIS 风险指数相比，提高了预测能力的同时，增加了变量，因此在临床中使用的效果还有待于外部验证。

    NNIS 风险指数包含手术切口类型、ASA 分级、手术持续时间 3 个变量，赋值都是 1 分，本研究将带有分值的这 3 个指标代入建模样本，对建模样本中每份病例都计算其风险分值，并归到不同风险分值的组，并将患者进行危险分层，大于或等于 3 分为高风险组，2 分为中风险组，0~1 分为低风险组。评分越高，SSI 发生率越高，低风险组感染率为 5.11%，中风险组感染率为 19.38%，高风险组感染率为 47.83%。本研究建立的模型与 NNIS 风险指数对建模样本患者的分组分布情况及基本一致。见表 5-13。

表 5-13　NNIS 风险评分分级

（建模样本：3023 例）

风险等级	NNIS 评分	患者例数	SSI 患者例数（感染率%）
低风险组	0~1	2719	139（5.11）
中风险组	2	258	50（19.38）
高风险组	3	46	22（47.83）
合计		3023	211

六、高危患者预警模型的实现路径

    （1）手术部位感染高危患者预警指标：糖尿病、低蛋白血症、高血压、术前炎症反应、手术切口分类、ASA 分级、手术持续时间、腹腔镜手术。

    （2）手术部位感染高危患者预警指标的分值：糖尿病、高血压、术前炎症反应、手术切口类型、ASA 分级赋值 1 分，低蛋白血症、手术持续时间赋值 1.5 分，腹腔镜手术赋值-1 分。

（3）手术部位感染高危患者预警的阈值：根据不同分值对应不同灵敏度和特异度，取约登指数（灵敏度+特异度-1）最大值为最佳阈值，确定手术部位感染高危因素预警的阈值为 2 分。

（4）预警的逻辑关系：在医院信息系统（His）中的外科在院患者，其所含有的上述预警指标分值的和超过预警的界值即出现在预警界面，提醒相关人员关注。

（5）网络中控室工程师提供技术支持，利用信息挖掘技术自动从医院 HIS、LIS 获取数据，实现自动筛查、实时预警提示。

（6）院感专职人员每日处理预警提示信息，一旦发现医院感染高危患者，及时推送给相关人员关注。

第四节　手术部位感染疑似病例预警模型

一、单因素分析

对建模样本的 3023 例手术病例进行术后感染迹象指标的单因素分析，将 $P<0.05$ 作为变量有显著意义的标准，在所纳入分析的 11 个可能提示术后感染相关的因素中，发现均有统计学意义，具体见表 5-14。

表 5-14　术后感染迹象指标单因素分析
（建模样本：3023 例）

变量	总例数	感染组	非感染组	χ^2/t 值	OR 值	P 值
脂肪液化				999.675	50.622	<0.001
无	2817	85(3.0)	2732(97.0)			
有	206	126(61.2)	80(38.8)			

续表

变量	总例数	感染组	非感染组	χ^2/t 值	OR 值	P 值
切口裂开				514.018	123.218	<0.001
无	2973	167(5.6)	2806(94.4)			
有	50	44(88.0)	6(12.0)			
吻合口瘘				129.028	46.783	<0.001
无	3002	195(6.49)	2807(93.5)			
有	17	13(76.5)	4(23.5)			
发热				231.733	9.467	<0.001
$T \leqslant 38.5$	2828	145(5.1)	2683(94.9)			
$T>38.5$	195	66(33.8)	129(66.2)			
白细胞计数				155.975	5.410	<0.001
$\leqslant 10^9$ 个/L	2514	110(4.4)	2404(95.6)			
$>10^9$ 个/L	509	101(19.8)	408(80.2)			
中性粒细胞百分比				121.520	4.600	<0.001
$\leqslant 70\%$	2534	120(4.7)	2414(95.3)			
$>70\%$	489	91(18.6)	398(81.4)			
C 反应蛋白				292.065	12.596	<0.001
$\leqslant 10$mg/L	2862	1469(5.1)	2716(94.9)			
>10mg/L	161	65(40.4)	96(59.6)			
降钙素原				212.745	10.169	<0.001
$\leqslant 0.5\mu$g/L	2877	157(5.5)	2720(94.5)			
$>0.5\mu$g/L	146	54(36.9)	92(63.1)			
白介素-6				114.590	7.870	<0.001
$\leqslant 7$pg/ml	2922	177(6.1)	2745(93.9)			
>7pg/ml	101	34(33.6)	67(66.3)			

续表

变量	总例数	感染组	非感染组	χ^2/t 值	OR 值	P 值
切口脓性分泌物				661.789	447.844	<0.001
无	2970	160(5.4)	2810(94.6)			
有	53	51(96.2)	2(3.8)			
切口分泌物微生物培养阳性				1553.549	163.285	<0.001
否	2846	69(2.4)	2777(97.6)			
是	177	142(80.2)	35(19.8)			

发热是很多感染性疾病的先兆，在外科病人当中，绝大多数病人都会出现术后发热，但这种发热大部分是非感染性发热，体温通常于术后 3 日内就会恢复正常。通常认为，术后 3 日后的体温持续升高提示术后感染可能，应积极寻找感染的原因，本次研究中，我们参考国内外相关文献[15,16]，将手术后 3 天体温仍大于 38.5℃ 持续 3 日定义为发热。调查发现，术后证实感染的 211 例病人中术后发热的比例高达 31.3%，而在无感染出现的 2812 例手术患者中，术后发热病人仅占 4.5%，从专业角度分析后发现，发热、白细胞计数异常、C 反应蛋白异常、降钙素原异常是术后感染的结果，而非感染的原因[10]。

二、风险预警模型的建立

手术部位感染疑似病例预警与高危患者预警模型建立方法相同，利用建模样本 3023 例用来建立疑似病例预警模型，验证样本 2044 例用来验证模型的效力。

将表 5-14 中单因素分析有统计学意义（$P<0.05$）的 11 个变量纳入多元 Logistic 回归模型，采用 Back-LR 法建立手术部位感染风险模型。最终进入模型的变量有发热、白细胞计数、C 反应蛋白、脂肪液化、切口裂开、切口脓性分泌物、切口分泌物细菌培养

阳性 7 个变量。经分析,各自变量的特征根不为零,条件指数均小于 10,各变量间无共线性问题。

$$y = -5.31 + 1.19x_1 + 1.05x_2 + 1.45x_3 + 3.39x_4 + 2.97x_5 + 4.77x_6 + 3.73x_7$$

表 5-15 手术部位感染迹象指标 Logistic 回归分析结果

变量	$\beta(B)$	S. E	Wald 值	P 值	OR 值	95% CI
发热(x_1)	1.185	0.343	11.956	0.001	3.270	1.67~6.41
白细胞计数(x_2)	1.052	0.287	13.397	<0.001	2.862	1.63~5.03
C 反应蛋白(x_3)	1.454	0.436	18.091	<0.001	7.053	3.0~16.57
脂肪液化(x_4)	3.396	0.292	134.946	<0.001	29.839	16.83~52.92
切口裂开(x_5)	2.971	0.647	21.121	<0.001	19.521	5.49~69.32
切口脓性分泌物(x_6)	4.775	1.005	22.583	<0.001	118.545	16.52~849.63
切口分泌物细菌(x_7)培养阳性	3.732	0.317	138.203	<0.001	41.763	22.41~77.80
系数	-5.305	0.246	463.937	<0.001	0.005	

三、模型验证

(一) ROC 曲线及最佳截断点

利用每个样本的预测概率在验证组数据(2044 例)对模型进行验证,模型符合程度采用 Hosmer-Lemeshow (H-L) 检验反映,最终模型 H-L 检验 $P<0.000$,说明模型的拟合程度较好。通过受试者工作特征曲线 (ROC) 下面积 (AUC) 评价模型的鉴别效度,最终模型 AUC = 0.978。疑似病例预警模型约登指数最大值为 0.897,所对应的最佳截断点为 0.050。见图 5-3、表 5-16。

表 5-16　疑似预警模型阈值

预测概率界值	灵敏度	1-特异度	Youden 指数
0.000	1.000	1.000	0.000
0.009	0.987	0.224	0.763
0.017	0.953	0.109	0.844
0.029	0.953	0.091	0.862
0.042	0.953	0.062	0.892
0.050	0.940	0.043	0.897
0.069	0.933	0.043	0.890
0.100	0.919	0.041	0.879
0.141	0.913	0.041	0.872
0.173	0.832	0.030	0.803
0.216	0.819	0.025	0.793
0.254	0.819	0.025	0.794
0.285	0.819	0.024	0.795
0.318	0.779	0.013	0.765
0.331	0.772	0.013	0.759
0.377	0.745	0.008	0.737
0.433	0.745	0.007	0.738
0.463	0.732	0.007	0.724
0.542	0.725	0.007	0.717
0.614	0.718	0.007	0.711
0.636	0.685	0.006	0.678
0.657	0.644	0.005	0.640
0.686	0.638	0.005	0.633
0.732	0.631	0.005	0.626
0.768	0.624	0.005	0.619
0.799	0.597	0.005	0.593

续表

预测概率界值	灵敏度	1-特异度	Youden 指数
0.828	0.564	0.004	0.560
0.860	0.557	0.004	0.553
0.906	0.497	0.003	0.493
0.929	0.470	0.003	0.467
0.938	0.463	0.003	0.460
0.949	0.356	0.002	0.354
0.961	0.349	0.002	0.347
0.969	0.342	0.002	0.340
0.971	0.336	0.001	0.335
0.976	0.322	0.001	0.321
0.982	0.315	0.001	0.314
0.986	0.275	0.001	0.275
0.988	0.255	0.001	0.255
0.991	0.242	0.001	0.241
0.993	0.235	0.001	0.234
0.995	0.215	0.001	0.214
0.995	0.208	0.001	0.208
0.997	0.174	0.001	0.174
0.998	0.161	0.001	0.161
0.998	0.154	0.001	0.154
0.999	0.141	0.000	0.141
0.999	0.107	0.000	0.107
0.999	0.101	0.000	0.101
0.999	0.094	0.000	0.094
1.000	0.087	0.000	0.087
1.000	0.081	0.000	0.081

续表

预测概率界值	灵敏度	1-特异度	Youden 指数
1.000	0.074	0.000	0.074
1.000	0.054	0.000	0.054
1.000	0.047	0.000	0.047
1.000	0.040	0.000	0.040
1.000	0.020	0.000	0.020
1.000	0.013	0.000	0.013
1.000	0.007	0.000	0.007
1.000	0.000	0.000	0.000

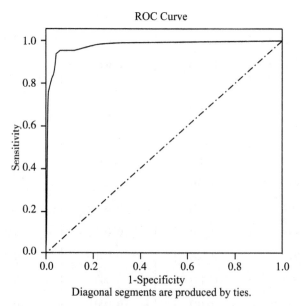

图 5-3　手术部位感染疑似病例预警模型 ROC 曲线

（二）数据回代

将验证组人群的风险概率值以 0.050 为界，大于该值判断为感染，小于该值判断为未感染，并与验证组数据原始记录中是否实际发生了手术部位感染进行比较，得出本研究建立的疑似病例预警模型的灵敏度为 93.37%，特异度为 95.61%，阳性预测值为 62.94%，阴性预测值为 99.45%。见表 5-17。

表 5-17　验证样本回代结果

（验证样本：2044 例）

模型判别结果	实际感染情况		合计
	感染（NI = 1）	未感染（NI = 0）	
感染（P>0.050）	141	83	224
未感染（P<0.050）	10	1810	1820
合计	151	1893	2044

四、预警指标及阈值

（一）将预警模型中的变量转换为预警指标

对 Logistic 回归预测模型纳入的 7 个变量进行赋值（表 5-18），根据将 β 系数舍入到最近整数的原则，发热、白细胞计数赋值 1 分，C 反应蛋白赋值 1.5 分，脂肪液化、切口裂开赋值 3 分，切口脓性分泌物赋值 5 分，切口分泌物细菌培养阳性赋值 4 分。

表 5-18　手术部位疑似感染患者风险因素评分标准

变量	分值	赋值说明
发热	1	体温>38.5℃
白细胞异常	1	白细胞>10^9 个/L
C 反应蛋白	1.5	C 反应蛋白>10mg/L
脂肪液化	3	有
切口裂开	3	有

续表

变量	分值	赋值说明
切口脓性分泌物	5	有
切口分泌物细菌培养阳性	4	有

（二）确定预警的阈值

利用每个样本的风险预测概率作 ROC 曲线，其曲线下面积为 0.978，所对应的最佳截断点为 0.050，为了临床使用方便，将概率阈值预警改变为用分值阈值进行预警，本研究使用每个样本的风险分值再次作 ROC 曲线，其曲线下面积为 0.967，所对应的最佳截断点为 2.50，根据舍入到最近整数的原则，预警的阈值可以确定为 3 分。见表 5-19。

表 5-19 预警的阈值

预测概率界值	灵敏度	1-特异度	约登指数
−1.00	1.000	1.000	0.000
0.50	0.987	0.224	0.763
1.50	0.953	0.091	0.862
2.50	0.940	0.043	0.897
3.50	0.839	0.030	0.809
4.50	0.779	0.014	0.765
5.50	0.698	0.006	0.692
6.50	0.631	0.005	0.626
7.50	0.503	0.003	0.500
8.50	0.362	0.002	0.360
9.50	0.302	0.001	0.301
10.50	0.248	0.001	0.248

续表

预测概率界值	灵敏度	1-特异度	约登指数
11.50	0.195	0.001	0.194
12.50	0.141	0.000	0.141
13.50	0.094	0.000	0.094
14.50	0.081	0.000	0.081
15.50	0.054	0.000	0.054
16.50	0.020	0.000	0.020
17.50	0.013	0.000	0.013
18.50	0.007	0.000	0.007
20.00	0.000	0.000	0.000

五、疑似病例预警模型的实现路径

（1）确定手术部位感染高危因素预警指标：发热、白细胞计数、C反应蛋白、脂肪液化、切口裂开、切口脓性分泌物、切口分泌物细菌培养阳性。

（2）手术部位感染疑似病例预警指标的分值：发热、白细胞计数赋值1分，C反应蛋白赋值1.5分，脂肪液化、切口裂开赋值3分，切口脓性分泌物赋值5分，切口分泌物细菌培养阳性赋值4分。

（3）手术部位感染高危患者预警的阈值：根据不同分值对应不同灵敏度和特异度，取约登指数（灵敏度+特异度-1）最大值为最佳阈值，确定手术部位感染疑似病例预警的阈值为3分。

（4）预警逻辑关系：在医院信息系统（HIS）中的外科在院患者，其所含有的上述预警指标分值的和超过预警的界值即出现在预警界面，提醒相关人员关注。

（5）网络中控室工程师提供技术支持，利用信息挖掘技术自动从医院 His、Lis 获取数据，实现自动筛查、实时预警提示。

（6）院感专职人员每日处理预警提示信息，一旦发现医院感染疑似病例，及时推送给相关人员干预处理。

第五节　手术部位感染暴发预警

为规范医院感染暴发报告的管理，提高医院感染暴发处置能力，最大限度地降低医院感染对患者造成的危害，保障医疗安全，2011 年卫生部颁发了《医院感染暴发报告及处置管理规范》[17]，要求各医疗机构发生医院感染暴发造成人身损害后果的 12 小时内报告当地卫生行政部门和疾病预防控制机构。医院感染暴发是指在医疗机构或其科室的患者中，短时间内发生 3 例以上同种同源感染病例的现象[17,18]。

感染暴发有一个由量变到质变的病例累积过程，日常监测中如能及时有效地识别感染暴发的苗头，在达到一定的暴发阈值时产生预警，就能及时对临床采取预防控制干预措施，达到及早发现并有效避免医院感染暴发的目的。

在风险预警指标的选取及预警阈值确定的方法中，如何针对不同的预警对象使用适当的预警方法，是预警研究的重点，前两节中的高危患者预警和疑似病例预警是患者个体层次的多个指标的预警，本研究利用统计模型确定预警指标，本节中的暴发预警是针对群体层次的 2 个指标的预警，本研究利用文献分析法结合专家咨询进行预警指标及阈值设计。

一、感染暴发预警指标

（一）确定预警指标

由于医院感染暴发在国家层面有明确的定义，本研究根据国家医院感染暴发相关法律法规[17,18]、文献分析[19-22]、专家咨询形成医院感染风险预警指标：发热、相同病原体。

（1）发热：一周内出现 3 例以上发热（>38.5℃）。

（2）相同病原体：一周内出现 3 例以上切口分泌物培养出相同病原体。

（二）通过专家咨询法确定预警指标的分值及预警的阈值

通过专家咨询家确定指标的分值发热定为 1 分，感染相同病原体定为 2 分。在医院感染领域中，一周内出现 3 例以上切口分泌物培养出相同病原体，基本可以提示是手术部位感染暴发，一周内出现 3 例以上发热患者，提示出现临床症候相似病例。本研究参考医院感染领域的对感染暴发预警的定义及专家咨询，确定感染暴发预警的阈值为 2 分。

二、医院感染暴发预警的实现路径

（1）确定手术部位感染暴发预警指标：发热、相同病原体。

（2）手术部位感染暴发预警指标的分值：发热赋值 1 分，相同病原体赋值 2 分。

（3）手术部位感染暴发预警的阈值：根据本行业对该指标的分位点确定手术部位感染暴发预警的阈值为 2 分。

（4）预警逻辑关系：在医院信息系统（HIS）中的外科在院患者，其所含有的上述预警指标的分值的和。

（5）网络中控室工程师提供技术支持，利用信息挖掘技术自动从医院信息系统中（HIS）、医疗检验系统（LIS）获取数据，实现自动筛查、实时预警提示，1 周内监测到科室多例（一般大于 3 例）相同病原体的感染病例，或一段时间内科室多例患者呈现相似感染症状，发热（体温增高的例次数超出预警阈值），符合以上感染暴发条件时触发感染暴发的预警，超出预警阈值后，系统页面中自动将该科室名称变红，得到该科室预警病例的感染相关信息明细表。

（6）院感专职人员每日处理预警提示信息，一旦发现医院感染暴发，立即到现场进行流行病学调查，明确（或排除）是医院感染暴发。

第六节 手术部位感染预警模型应用

一、应用情况

随着医学技术的不断发展，越来越多的高龄及有合并症的患者开始接受手术治疗，外科疾病和内科问题交织在一起，患者的病情越来越复杂，随着高危人群的增加，由患者自身因素带来的感染风险因素日益凸显，本书建立的预警模型，可以自动提取信息并计算风险值，与 HIS 系统连接，可对手术患者感染风险因素实时动态监测，使感染控制关口前移。

对建立的手术部位感染预警模型，由软件工程师编辑成程序嵌入到石河子大学医学院第一附属医院的医院感染管理软件中，2017年开始，在该院肝胆手术、结直肠手术患者中使用预警软件计算感染风险值，根据风险值将患者分为高风险组、中风险组、低风险组，对不同组别患者实施不同的感染控制策略，低风险组（除了高龄及低体重者等特殊情况）控制使用抗菌药物；中风险组术前0.5~1 小时内静脉用药，总预防用药时间不超过 24 小时，个别情况可延长至 48 小时；高风险组使用集束化干预措施，患者术前纠正可控的危险因素，调整患者一般状态，积极诊疗内科疾病，控制血压、血糖，纠正低蛋白血症，有感染灶的及时控制感染等，加强术中保温、麻醉维护等。

2017 年手术患者风险值由医院 HIS 系统中自动提取并计算，2016 年手术患者风险值由课题组从回顾性收集的信息中使用预警模型中的指标及赋值人工计算。

　　2017 年 1—9 月使用预警软件计算感染风险值并干预手术病例 753 例，其中肝胆手术 646 例、结直肠手术 107 例，2016 年 1—9 月手术病例 820 例作为对照，其中肝胆手术 704 例、结直肠手术 116 例，高、中、低三组患者在干预前病例中所占比例分别为 82.93%、13.66%、3.41%，在干预后病例中所占比例分别为 82.67%、12.48%、3.85%，对干预前后病例分布情况进行卡方检验，差异无统计学意义。见表 5-20。

表 5-20　不同风险手术患者一般情况比较

风险等级	分值	干预前		干预后		χ^2 值	P 值
		患者例数	构成比（%）	患者例数	构成比（%）		
低风险组	−1~2	680	82.93	630	83.67		
中风险组	3~4	112	13.66	94	12.48	0.646	0.724
高风险组	5~9	28	3.41	29	3.85		
合计		820	100	753	100		

二、应用效果

　　肝胆手术、结直肠手术主要以清洁-污染手术为主，医生常规使用抗菌药物预防感染，经过与医生沟通及行政干预，对风险预警模型评估为低风险的患者，逐渐减少抗菌药物的使用，对评估为高风险的患者，手术科室、手术室麻醉科实施重点关注，术前充分准备，术中严格执行感染防控措施，医院感染管理科、临床药学室在术前即参与管理，指导防控措施、指导用药，实现重点人群重点控制。经过近一年的实践，2016 年 1—9 月与 2017 年 1—9 月数据比较，抗菌药物使用率从 49.14% 降到 35.05%，抗菌药物费用从 531.21 元降到 347.22 元，手术部位感染率从 7.31% 降到 4.78%。从不同风险组来看，低风险组抗菌药物使用率和抗菌药物费用下降明显，中风险组抗菌药物费用下降，高风险组手术部位感染率下降明显。见表 5-21。

表 5-21　干预前后抗菌药物使用及手术部位感染情况

风险等级	干预前	干预后	χ^2/t 值	P 值
低风险组				
抗菌药物使用率(%)	42.35(288/680)	26.66(168/630)	17.283	0.000
抗菌药物费用(元)	247.84±48.31	76.56±19.24	3.36	0.000
手术部位感染率(%)	3.67(25/680)	3.33(21/630)	0.106	0.745
中风险组				
抗菌药物使用率(%)	77.67(87/112)	71.27(67/94)	0.161	0.688
抗菌药物费用(元)	623.45±34.31	464.33±41.36	2.79	0.000
手术部位感染率(%)	16.96(19/112)	10.63(10/94)	1.281	0.258
高风险组				
抗菌药物使用率(%)	100(28/28)	100(29/29)	0.000	1.00
抗菌药物费用(元)	7044.32±147.31	6548.57±161.05	1.03	0.216
手术部位感染率(%)	57.14(16/28)	13.79(5/29)	4.573	0.032
合计				
抗菌药物使用率(%)	49.14(403/820)	35.05(263/753)	13.259	0.000
抗菌药物费用(元)	531.21±41.75	347.22±37.89	2.69	0.000
手术部位感染率(%)	7.31(58/820)	4.78(36/753)	3.904	0.048

随着整个医疗系统信息化的推进，越来越多的医院感染管理软件被应到医院中，极大地推动了医院感染管理的质量与效率。目前，大多数院感软件预警开发的重点以发现疑似感染病例为目标，对于已经存在感染高风险但尚未感染的病例早期识别不足，本书建

立的高危患者风险预警模型开始的重点以发现感染高风险患者为目标，疑似感染病例预警模型开发的重点以发现临床感染病例为目标，经过临床使用，证实可以及时发现高风险患者，并推送给相关人员，使预警时效提前，但是在临床使用中发现存在提取信息不全、推送不及时等问题，尚需要进一步改进。

（何文英　刘欣　苏梅　李述刚　史发林　芦永华）

◎ 参考文献

1. 付强，赵烁，刘运喜，等．新时期我国医院感染管理工作思考［J］．中华医院感染学杂志，2016（06）：1201-1204.

2. 李六亿．传承创新展望［M］．北京：北京大学出版社，2016.

3. 杨涛，党光远．企业安全生产事故风险预警研究综述［J］．安全与环境学报，2014（04）：123-129.

4. 胡乐群．风险预警中指标阈值确定方法［J］．金融电子化，2011（09）：43-45.

5. Paryavi E, Stall A, Gupta R, et al. Predictive model for surgical site infection risk after surgery for high-energy lower-extremity fractures: Development of the Risk of Infection in Orthopedic Trauma Surgery Score［J］. Journal of trauma and acute care surgery, 2013, 74（6）：1521-1527.

6. Lee M J, Cizik A M, Hamilton D, et al. Predicting surgical site infection after spine surgery: a validated model using a prospective surgical registry［J］. Spine Journal, 2014, 14（9）：2112-2117.

7. Gervaz P, Bandiera-Clerc C, Buchs N C, et al. Scoring system to predict the risk of surgical site infection after colorectal resection［J］. British Journal of surgery, 2012, 99（4）：589-595.

8. Navone P, Conti C, Domeniconi G, et al. From the risk analysis to the development of interventions and training for the prevention and

control of healthcare associated infections. The experience of G. Pini Orthopedic Institute [J]. Ann Ig, 2015, 27 (6): 808-813.

9. Atkinson R A, Stephenson J, Jones A, et al. An assessment of key risk factors for surgical site infection in patients undergoing surgery for spinal metastases [J]. J Wound Care, 2016, 25 Suppl 9: S30-S34.

10. 梁辉. 胆系疾病开腹手术术后感染危险因素分析及防治 [D]. 浙江大学, 2015.

11. Cruse P J, Foord R. The epidemiology of wound infection. A 10-year prospective study of 62,939 wounds [J]. Surg Clin North Am, 1980, 60 (1): 27-40.

12. 王律. 心脏瓣膜手术风险预测系统的建立 [D]. 第二军医大学, 2013.

13. Carl van Walraven, Reilly Musselman. The Surgical Site Infection Risk Score (SSIRS): A Model to Predict the Risk of Surgical Site Infections [J]. Plos One 2013, 8 (6): 167-170

14. Xie M, Qin H, Luo Q, et al. Laparoscopic Colorectal Resection in Octogenarian Patients: Is it Safe? A Systematic Review and Meta-Analysis [J]. Medicine (Baltimore), 2015, 94 (42): e1765.

15. Francis N K, Mason J, Salib E, et al. Factors predicting 30-day readmission after laparoscopic colorectal cancer surgery within an enhanced recovery programme [J]. Colorectal Dis, 2015, 17 (7).

16. 曹吉田, 阎喜民, 于虹江, 等. 术后发热的常见原因及治疗 [J]. 吉林医学信息, 2008 (Z1): 9-10.

17. 杜明梅. 医院感染暴发实时监测预警的实现及临床应用 [J]. 中华医院感染学杂志, 2012, 22 (14): 3014-3016.

18. 邢玉斌, 杜明梅, 索继江, 等. 利用医院感染实时监控系统开展手术部位感染目标性监测 [J]. 中国医院, 2013 (03): 6-8.

19. 周全，张群，顾宝军，等．基于信息聚合技术的医院感染实时监测机制应用研究［J］．中国卫生质量管理，2011（06）：46-49.

20. 王瑜．医院感染实时监控管理系统的设计与实现［D］．山东大学，2013.

第六章　手术部位感染风险防控机制

　　手术部位感染防控是一个涉及卫生行政部门、医疗机构、医护人员的复杂系统工程，根据风险管理的理念，手术部位感染风险防控应从组织管理、防控技术、教育培训等方面针对全员、全过程、全方位进行系统的管理，根据这一指导思想，本书从手术部位感染的技术保障机制、组织保障机制、教育培训机制、安全文化机制等方面建立手术部位感染风险防控机制模型。

第一节　手术部位感染风险防控技术保障机制

　　外科手术发展至今，逐渐形成了一系列保障手术安全的技术规范流程，从控制手术部位感染风险事件的发生概率和后果的严重程度出发，控制手术部位感染的技术保障措施涉及手术者、手术环境、患者，具体在实施中，可以体现为手术环境的管理、手术技术、围手术期处理三个方面。

一、手术环境的管理

　　医院手术室的环境管理应强调细菌控制的综合措施，从全方位考虑，最大限度地减少医院感染风险，先进的控制思路和合理的人流、物流程安排能够在有效控制交叉感染的前提下，简化建筑布局和空调系统的布置，减少整个手术室净化面积，只突出保护关键部位手术区。非手术区可采用非净化空调和末端高、中效过滤手段，降低送风量，以达到控制目的，降低造价和运行费用，并使各种管理措施更易于执行。

（一）空气质量控制

手术室空气中的含菌量与手术切口呈正相关关系，浮游菌总量达 $700 \sim 1800 cfu/m^3$ 时，感染显著增加，若降至 $180\ cfu/m^3$ 以下，则感染的危险性大为降低[1]。空气中浮游的细菌，大多数都黏附在灰尘载体上，并以尘埃中的水分及营养维持其生命，很少单独存在。一般情况下，空气中的浮游菌浓度与大气中大于等于 $0.5\mu m$ 的灰尘粒子在数量上大约为 1：10 万的关系[2]，如果空气中浮游菌过多，经过一段时间以后，可能就会沉积到切口及器械上，从而引发感染。控制手术室环境，可以利用通风换气及自然界中的光、电、声、射线、臭氧和一些有杀菌作用的气体化合物，对空气中的各种微生物进行截获、杀灭，或仅短暂逗留，而使其不能生长繁殖。但是这些方法不能满足持续空气达标的卫生学要求，随着手术小组进入，在手术实施过程中，室内菌尘浓度大幅度上升和激烈波动，一旦去除消毒因素，环境空气中的细菌数则很快回升，约恢复消毒前水平，或受人员活动影响，超过原来水平[3]，因此应采用有效的通风空调系统以及适度的物理净化手段来维持手术所需环境。

现代手术室的空气质量控制包括进入无菌环境前控制、进入无菌环境后控制和退出无菌环境后控制三个方面，进入无菌环境前控制包括人员、器械和材料等所有人与物在进入无菌环境前应经过严格消毒，必须达到规定的要求。进入无菌环境后控制的重点是对空间的污染以及人与人、人与物、物与物的交叉污染，2013 年颁布的《医院洁净手术部建筑技术规范》[4]，将现代技术和质量控制理念引入到洁净手术部的环境控制中，通过生物洁净技术综合措施，如合理建筑布局，规划人流及物流，消除发菌源的二次污染，减少交叉污染的隐患，设置气闸或缓冲，控制整个区域的梯度压差，以彻底阻止室外污染进入的可能；依靠室内气流技术，用大量低速空气，以所需要的流型（乱流或单向流），来稀释（或挤排）室内的所有发菌源，从而有效地维持无菌空间。

退出后控制同样重要，如加强清场、清洁与处理等，只有及时将所有废物、污物等清除，并完善处理，才能使人与环境可持续发展。

医院手术室的环境管理应强调细菌控制的综合措施，空气净化只是作为一种手段来消除空气途径的感染隐患，并不应片面强调净化级别，而忽略清洁消毒等更有效的基础防控措施。在一般手术部（室），提倡采用适度物理净化与化学消毒手段相结合的措施，从而降低造价和运行费用。先进的控制思路和合理的人流、物流安排，能够在有效控制交叉感染的前提下，简化建筑布局和空调系统的布置，减少整个手术部（室）净化面积，只突出保护关键部位手术区。非手术区可采用非净化空调和末端高、中效过滤手段，降低送风量，来达到控制目的，降低造价和运行费用，并使各种管理措施更易于执行。

（二）环境清洁管理

为保持手术室清洁的环境，每次手术后对手术室环境进行常规清洁非常重要，手术室应建立清洁卫生制度，每日、每周、每月有清洁消毒计划，定人、定量、定时做好清洁消毒工作。

手术部（室）的工作区域，应当每 24 小时清洁消毒一次。连台手术之间、当天手术全部完毕后，应当对手术间及时进行清洁消毒处理。实施感染手术的手术间应当严格按照医院感染控制的要求进行清洁消毒处理。清洁工作采用湿式打扫，在净化空调系统运行中进行，每日术前、术后用消毒剂擦拭门、墙面，拖把、抹布等洁具尽量采用不掉纤维的材料制作。

（三）手术器械消毒灭菌

手术器械及手术所用的各种材料物品必须达到无菌要求，器械物品消毒灭菌不彻底是造成手术部位感染的重要原因，也与手术部位感染的暴发密切相关。1998 年，深圳妇儿医院 292 例手术患者中有 166 例（56.85%）发生手术部位感染，调查证实是手术刀片和剪刀的灭菌方法选择不当使手术器械未达到灭菌要求而导致的手术部位感染暴发。2005 年，安徽宿州某院白内障手术，术后发生感染致单侧眼球被摘除 9/10（90%），其原因是手术室没有做到手术器械一用一灭菌，造成手术部位医院感染暴发。外科器械及物品常规采用高压蒸汽灭菌，不耐热耐湿的物品可采用环氧乙烷或过氧化氢低温等离子灭菌，不论采取何种方法，常规的物理监测、化学监测、和生物学监测都必须遵照相应的法规执行。手术器械管理中应特别注意加强对一些使用率高、周转快、腔道结构复杂、附件种类繁多的腔镜器械的消毒灭菌管理，消毒剂浸泡灭菌和快速灭菌不应作为常规灭菌方法推荐使用，手术中使用的各种一次性物品也应达到相应的灭菌要求。

所有器械使用前必须保证包内、包外灭菌指示剂合格，包装无破损，在保质期内才能使用，打开的器械物品即使未使用，也必须重新消毒后才能使用。

（四）外科服装和手术巾

医护人员是手术部位感染微生物的重要传染源之一，工作人员皮肤、黏膜或头发可能携带一定数量的病原微生物，在手术过程中，这些病原微生物可能通过潮湿的手术衣、无菌巾进入手术野或经过手术室内空气播散至手术野，使患者发生手术部位感染。

外科服装的屏障作用使患者暴露于外科小组成员携带微生物的机会降低，无菌手术铺巾能够在手术野周围创造无菌屏障，保护切口不被患者自身皮肤上的细菌污染，手术衣及无菌手术巾作为机械屏障必须具备能够阻止血液、体液渗透的特性。普通棉质的手术衣和手术铺单因纤维松散，极易掉屑，可能造成手术部位的微粒污染，影响手术部位的愈合；低纤维纺织品或无纺布材质一次性手术衣和铺巾则强化了阻隔性能，能较好地防止微生物接触无菌环境。但不管用何种材料制作的手术衣和手术巾，基本要求是不能使液体渗透。

二、无菌和外科技术

(一) 无菌技术

不管技术再怎么发展，无菌技术操作原则都是根本，各种指南或策略的卫生措施是在此基础上的进一步提高。所有手术人员都必须严格遵守无菌原则是预防外科手术部位感染的基础，外科刷手、手术区皮肤消毒、铺巾、戴手套、穿手术衣都应按照相应的技术操作规范进行。在穿无菌手术衣及戴无菌手套时，手不应接触手术衣和手套的外面，手术人员穿无菌手术衣后应避免受到污染，双手不得低于脐水平，两侧不得超过腋前线，上举不得超过肩。戴好手套的手也不可直接接触病人皮肤，手术进行中，如手套被撕破或被缝针、锐利器械刺破，应立即更换，针和器械也不可再用。手术人员更换位置时，一人应向后退半步，离开手术台，两人背靠背交换，不得污染手臂及无菌区。

手术台边缘以下的布单均属有菌区域，不可用手接触，凡坠落于手术台边或无菌桌缘平面以下的物品应视为有菌，已坠落的皮管、电线、缝线不应再向上提拉或再用，无菌布单被水或血浸湿时，应加盖或更换新的无菌布单。手术器械、敷料等无菌物品不能超出无菌区域边缘以外，手术者或助手不可随意伸臂横过手术区取器械，手术人员不能从背后传递器械盒手术用品，必要时可从术者臂下传递，但不得低于手术台平面。

(二) 隔离技术

术中的隔离技术是保护切口、创面和正常脏器不被污染的基本措施。皮肤虽经消毒，但只能达到相对无菌，在皮肤切开前，应用纱布垫遮住切口两旁或手术薄膜覆盖于手术野皮肤上，与皮肤接触的刀片和器械不应再用，在切开浅筋膜及腹膜后均需常规置纱布垫，避免腹腔内感染病灶污染切口。

进行胃肠道、呼吸道、生殖道等手术时，在切开空腔前，应用纱布垫保护周围组织，并随时吸引外流的内容物，对暴露的胃肠道段端及炎性组织器官，除常规用 75% 的酒精消毒外，均需用干纱布、纱垫或无菌手套包裹，接触污染部位（如肠腔等）的器械、纱布，均视为污染，需放入弯盘中单独存放，不得再用于清洁区域，已被污染区域污染的手套应重新更换。

术中寻找或接触炎性组织或器官时，应使用器械，不能使用手指直接探查，亦不能触摸器械之污染端。有菌手术关腹膜后，缝线、缝针及持针器均需更换，关闭切口前，用等渗生理盐水冲洗掉其中的细菌、脂肪碎片、血凝块等，也是预防感染的重要手段。

（三）微创技术

手术技术是决定手术部位感染的最重要的因素之一，手术技术包括医生个人的手术技巧和整个行业外科技术的进步。手术技术是外科医生综合素质的体现，优秀的外科医生手术思路清晰，解剖层次清楚，动作轻柔准确，一刀一剪恰到好处，一针一线缝合到位，彻底止血，不留死腔。

外科治疗的最高目标应该是在对病人正常生理的最小干扰下，以最小的创伤为病人解除痛苦，去除疾病。微创是外科操作的基本要求，也是手术治疗的发展方向。微创指手术操作过程中对组织轻柔爱护，最大限度地保存器官组织及其功能，促进伤口的愈合，包括对组织轻柔爱护，准确、彻底、迅速止血，减少失血，仔细解剖避免组织器官不必要的损伤，用细线结扎组织，以及手术切口尽可能沿体表的皮纹走向，适应局部解剖和生理特点，使切口尽可能少地影响局部的功能和美观等。

1. 选择适当的手术切口

不同类型的切口选择会影响创口的愈合。手术切口的选择应能充分显露手术野，便于手术操作。在切开时，减少组织损伤，尽可能按皮肤张力线的分布切开皮肤，以便于切口的愈合，最大限度地恢复功能和外观。

2. 精细分离组织

解剖分离时，应尽量在解剖结构间固有的组织间隙或疏松结缔组织层内进行，应尽可能避免打开不必要的组织层面。分离解剖神经、血管时，应使用无齿镊或无损伤血管钳，避免使用压榨性钳或有齿镊，以防损伤神经和血管。手术显露过程中要轻柔，避免使用暴力或粗鲁的动作牵拉压迫，导致组织挫伤、失活。

3. 迅速彻底止血

术中应迅速、彻底止血，能减少失血量，保持手术野清晰，这样做还可减少手术后出血并发症的发生。不彻底的止血和异物残留是切口感染的重要原因。创口局部积聚的血液、血清是细菌良好的培养基，伤口中残留异物将导致创口的延期愈合。另外，结扎残端亦是一种异物。因此，在可能的情况下，结扎的线越细、结扎的组织越少，产生的异物就越小，越有利于创口的愈合。

4. 分层缝合组织

创口缝合时，应按解剖结构逐层缝合，避免脂肪或肌肉夹在中间，影响愈合。缝合后不能留有死腔，否则血液或体液积聚在里面，有利于细菌生长，导致切口感染。

随着外科技术的发展，越来越多的外科领域应用微创手术取代传统外科手术，自 1987 年法国医师 Mouret 成功使用腹腔镜完成胆囊切除术以来，这一实践在更好地控制术后疼痛、感染和缩短住院时间方面显著地改变了手术。相对于腔镜手术，近年来兴起的达芬奇机器人手术技术，则提供了更加自然和全方位的精细操作，只需要通过微小的切口即可提供超越人手极限的外科手术的准确性和精确性，在提高手术操作精度、减小创伤、减少术者手部颤动、减少手术人手以及减轻术者疲劳等方面具有极大的优势，该技术的应用不仅给外科带来了全新的微创理念，而且也极大地减少了患者痛苦和手术并发症。

三、围手术期管理

围手术期是指以手术为中心，从确定手术治疗之时起，至与这次手术有关的治疗结束为止的一段时间。一台成功的手术，需要实施全过程科学、细致、周密的安全管理。外科学发展至今，出血、麻醉等重大问题不断得到解决，但术后感染问题依然是困扰外科医生的一大难题[5]，随着无菌及外科技术的不断发展，以前存在的手术部位感染问题不断得到解决，随着麻醉学、重症医学、内科学的发展，越来越多的高龄及有合并症的患者开始接受手术治疗，随着高危人群的增加，患者的病情越来越复杂，外科疾病和内科问题交织在一起，带来许多新的难题，因此围手术期的管理是保障手术患者安全、减少术后并发症的关键环节。

术前管理的关键环节包括术前诊断、手术适应证及禁忌证、风险评估、术式选择、术前准备、术前讨论、手术审批、术前麻醉会诊、手术查对、签署知情同意书、手术安全核查等。手术医师术前应根据手术患者的病史、体格检查、影像与实验室资料等做好风险评估，必要时，还要请相关科室会诊及时纠正患者全身不良情况。术中管理的关键环节包括术中改变手术方案的告知、意外处理、术中用药、输血、标本送检、器械和敷料清点等。术后管理的关键环节包括麻醉复苏、离开手术室前核查及并发症的预防、早期发现、及时处理等。

合理使用抗菌药物是降低外科手术部位感染的重要手段。关于手术抗菌药物的预防性使用，国内外指南均提到，如卫计委2015年发布的《抗菌药物临床应用指导原则（2015年版）》是目前我国医疗机构抗菌药物合理使用的重要参考文件，文件中提出：①清洁手术（Ⅰ类切口）通常不需预防用抗菌药物，但在手术范围大、手术时间长、手术涉及重要脏器、异物植入手术、有感染高危因素时可以考虑预防用药；②清洁-污染手术（Ⅱ类切口）及污染手术（Ⅲ类切口）手术通常需预防用抗菌药物；③污秽-感染手术（Ⅳ类切口）：在手术前即已开始治疗性应用抗菌药物，术中、术后继续。药物应在皮肤切开前0.5~1小时内给予，保证手术部位暴露时局部组织中抗菌药物已达到足以杀灭手术过程中沾染细菌的药物浓度，如手术时间超过3小时或出血量超过1500ml，术中应追加一次。清洁手术的预防用药时间不超过24小时，清洁-污染手术和污染手术的预防用药时间亦为24小时，必要时延长至48小时。

围手术期抗菌药物使用应根据手术切口类别、手术创伤程度、可能的污染细菌种类、手术持续时间、感染发生机会和后果严重程度、抗菌药物预防效果的循证医学证据、对细菌耐药性的影响和经济学评估等因素，综合考虑决定是否用抗菌药物，但抗菌药物的预防性应用并不能代替严格的消毒、灭菌技术和精细的无菌操作，也不能代替术中保温和血糖控制等其他预防措施。

在围手术期管理中，与手术部位感染相关的措施还包括术前沐浴、术中保温、合理控制血糖、纠正营养不良、加强并存疾病的治疗与处置等，外科医生应对这些已经被国际临床实践广泛证实且有益于病人的各项制度与措施尽快加以规范并推广，从而达到降低围手术期并发症发生风险，提高围手术期病人安全性的目的。如图6-1 所示。

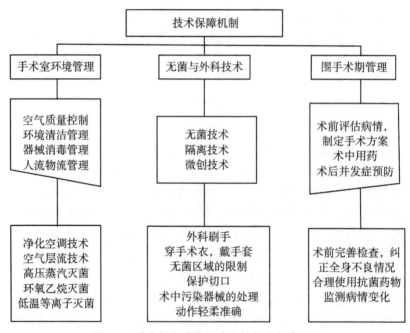

图 6-1　手术部位感染风险防控技术保障机制

第二节　手术部位感染风险防控组织保障机制

任何技术方案的正确实施都依赖于必要的组织保障，从控制手术部位感染的实际需求出发，相应的组织保障体系包括组织的目标、组织机构、组织责任。

一、组织的目标

"预防为主，科学防控"是我国医院感染防控的方针，医院感染防控的目标是保障患者安全。医疗机构必须采取各种措施保证这一目标融入医疗的全过程，医疗机构的所有员工都负有安全责任。为保证患者安全目标的实施，必须成立与各项技术措施相对应的专业职能部门，将目标加以分解，并对实施情况进行考核和评价。

二、组织机构

健全的管理组织是开展医院管理工作的基本条件。2010 年，国家卫计委将全国医院感染管理工作由医政司护理处转隶到医政司医疗质量管理处，并相继建立了以国家医院感染专业质量管理与控制机构为龙头，以各省、地、市医院感染专业质量管理与控制机构为主干，以医疗机构为终端的国家医院感染管理工作组织体系。

医疗机构应建立由医院质控、职能科室、科室质控组成的三级医疗质控网络，医疗质量管理委员会及医院感染管理委员会作为院级督查及决策层，应定期召开会议研讨、分析、处理手术质量管理工作中的重要问题。医务科、感染管理科、护理部应有自己的工作职能及三级管理体系，医疗质量控制的三级管理体系由医疗质量管理委员会、医务科、科室医疗质控小组组成；医院感染三级管理体系包括医院感染管理委员会、医院感染管理科、科室感染监控小组组成；护理质量控制的三级管理体系由护理部、总护士长、护士长组成。

三、组织责任

医院感染管理是基于意识、制度、技术、能力和行为人的管理，不仅涉及医疗机构全方位、全环节，还涉及执业全过程和内部所有员工，各级卫生行政部门要做好任务及责任的分工，理顺医疗机构内承担不同医院感染管理责任主体之间的关系，增强各部门各层级管理者对自身承担的医院感染管理责任的认知。

国家医疗质量与医院感染质量管理与控制机构着力做好国家医院感染管理质量控制网络建设，全国医院感染管理的组织、指导与协调；地方卫生主管部门和医院感染专业质量管理与控制机构按照"分级负责、属地管理"的原则，切实加强对医疗机构的监督，做好医院感染管理规范的执行督导。医疗机构担负第一责任人职责，落实国家和本地区医院感染管理工作要求，做好本机构医院感染日常管理工作。

为加强手术医疗质量管理，规范医疗机构手术行为，卫生部于 2008 年及 2012 年相继发布了《围手术期管理制度》、《医疗机构手术分级管理办法（试行）》。要求医疗机构建立健全手术分级管理工作制度，建立手术准入制度，严格执行手术部位标记和手术安全核查制度。要求各医疗机构应当开展与其级别和诊疗科目相适应的手术，三级医院重点开展三、四级手术，二级医院重点开展二、三级手术，一级医院重点开展一级手术。

县级以上地方卫生行政部门应当加强对本行政区域内医疗机构手术分级管理情况的监督检查，建立医疗机构手术安全评估制度。对于存在安全风险的医疗机构和手术项目，应当立即责令其停止开展，造成严重后果的，依法追究医疗机构主要负责人和直接责任人责任。

医疗机构应严格各级手术人员的准入管理，根据手术级别、专业特点、医师实际被聘任的专业技术岗位和手术技能，组织本机构专家组对医师进行临床应用能力技术审核，审核合格后授予相应的手术权限，医疗机构应定期评估医师技术能力，适时调整医师手术权限。

医疗机构应落实各职能部门及各级医务人员的责、权、利，制定手术医疗质量控制目标，明确各个部门的工作职能及责任分工，各级组织定期开展监督检查，实施以环节质量为重点的围手术期全面质量管理。医务科负责围手术期管理、手术分级管理、手术人员资质准入、手术安全核查、手术风险评估、术前讨论、查房、会诊、手术审批、谈话签字、抗菌药物分级管理等有关制度的执行情况。医院感染管理科负责手术部位感染制度与方案的落实与监督执行，定期监测和检查，强化医院感染培训教育，对医院感染暴发事件进行调查分析，提出控制措施并负责落实等。各临床科室负责本科室医院感染管理制度的落实与执行，及时发现医院感染病例并报告，遇到疑难问题及时联系医院感染管理部门。2015年国家医院感染质控中心调查，访谈了127名医疗机构医疗、护理、质控部门的负责人，大于90%的受访者对本部门在医院感染管理工作中的职能定位和所承担的管理责任认识不足，认为医院感染管理是感染管理部门的责任，其他管理部门只是配合，一些临床科室的负责人则忽视了自己在本部门医院感染管理的主体责任[6]。

手术医师应根据级别实行不同级别的手术，疑难、危重、新开展的手术必须要进行术前病历讨论，严格执行手术审批制度。一、二类手术由主治医师及以上医师审批，三类手术由副主任医师及以上医师审批，重大手术填写重大手术审批报告单。

组织责任和制度的作用是规定组织机构和个人的行为，为保证责任的落实，必须建立督导检查和责任追究制度。督导检查可及时发现系统中所存在的隐患，检查有关管理制度和技术措施的落实情况。责任追究主要是为了明确在事件的发生过程中有关部门和人员应负的责任，弄清楚事件的发生原因，以便在今后的工作中采取更有效的防范措施。医院感染的责任应与医疗机构的绩效考核制度相结合，督查考核结果作为科室的绩效评价指标，与科室奖金分配、人员晋升挂钩，增强制度工作的约束力；给予工作突出的科室和个人以精神和物质奖励；建立医疗缺陷责任追究制度，对违反医疗规章制度者视情节轻重给予严肃处理。本书结合研究内容，建立手术部位感染风险管理的组织保障机制模型，如图6-2所示。

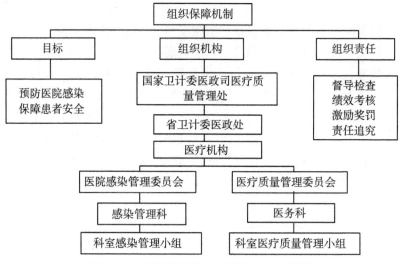

图 6-2 手术部位感染风险防控组织保障机制

第三节 手术部位感染风险防控培训保障机制

在西方发达国家，已经在大学的医学院校设立了医院感染预防与控制专业或医院流行病学专业，而我国大多数医科院校尚未将医院感染列入医学教育的教育大纲，各级学生在校期间未受过医院感染相关知识的系统教育，不了解医院感染的发生发展特点、易感因素及预防控制措施，各级各类医务人员需要在上岗前及工作期间进行医院感染知识的继续医学教育，以适应临床工作的需要。

国内从事医院感染管理工作的人员不是在取得相关执照后从事医院感染预防与控制工作，而是由医疗、护理、检验、药学、管理等其他岗位转岗而来，由于自身背景不同，且知识结构存在一定问题，直接导致学科发展不平衡、工作不到位，体现在手术部位感染控制中，很多医院感染专职人员对手术过程中的各个环节不甚了解，对手术部位感染知识掌握不够，工作盲目被动，抓不住手术部位感染控制的关键环节及关键点。

作为手术部位感染风险防控机制的重要组成部分，培训保障机制要解决以下五个问题，即：培训的目的、培训的对象、培训的内容、培训的方法、培训效果的检验和改进。为达到这一目的，医疗机构的感染管理部门应与其他部门协作，做好培训对象的筛选、内容的拟定，以及培训方式和方法的设计。

一、培训的目的

培训的目的在医院感染专职人员方面是进行系统的医院感染理论、知识、技能和相关法律、法规的学习，使其具备医院感染预防与控制工作的专业知识，并能够承担手术部位感染防控管理和业务技术工作。

对外科医护人员，应树立以"患者安全"为中心的服务理念，增强医护人员患者安全意识，加强无菌操作观念，提高对手术部位感染的主动防控意识，最终实现减少手术部位感染的发生，降低手术部位感染率。

二、培训的对象

（一）医院感染专职人员

医院感染管理科是集职能与业务于一体的科室，感染管理工作的好坏，在很大程度上取决于医院感染管理专职人员的组织、协调能力及专业水平，手术部位感染控制涉及医务科、外科各个科室、手术室、消毒供应室、医学工程部等医院的各个部门，手术部位感染防控工作需要管理与技术并重。

（二）手术相关人员

人的行为是人对外界事物刺激做出行为反应的过程，这种行为多数是有意识的，但也有无意识的。有意识的不遵守操作规程是基于侥幸心理、省能心理；无意识的违反操作规程包括：因知识不足不知道正确的操作方法，因技能不足对外界刺激瞬间作出的错误反应，因不良习惯而不遵守操作规程，因身心状态差、意识下降而不遵守操作规程，等等。

医疗机构应认真抓好在岗人员的业务学习，每年对手术相关人员加强基础理论、基本操作、基本技能、临床诊疗指南、医疗法律法规、医疗规章制度等方面的学习，有计划、有重点地进行形式多样的新知识、新技术培训，提高各专业技能水平。对手术相关人员的培训，按专业科室分类，可以分为外科医护人员、手术室护士及麻醉人员、消毒供应人员、保洁人员、医学工程部洁净手术室维护人员等；按人群层次分类，可以分为新员工培训、外科院感兼职监控小组人员培训等。

三、培训的内容

关于医院感染管理专职人员的培训，相关的法律法规已有指导性意见，专职人员参加医院感染防控知识的继续教育每年不少于16学时，管理外科的医院感染专职人员应掌握：医院感染管理学、医院流行病学、临床微生物学、传染病学、消毒学、抗菌药物合理使用等医院感染的通用知识，还需要掌握手术部位感染防控的专业知识，如手术部位感染的发病机制、影响因素，病原学等。

对于手术相关人员培训，感染管理科及医务科的管理人员应根据外科科室存在的不同特色，制订切实可行的培训计划，培训的内容必须与培训的对象和目的相适应，把握不同类型医务人员的成长规律和教育培训需求，分级分类地开展医务人员教育培训，不断激发医务人员学习的内在动力和潜能，提高医务人员对手术部位感染的防控意识和解决实际问题的能力。

四、培训的方法

培训可从三个层次进行，职能部门组织的岗前培训、不定期培

训，科室内部组织的定期业务学习、医护人员自主学习。凡新入职
医务人员，必须接受岗前培训；职能部门应加强医护人员的三基考
核与培训，对国家新的法规及部门规章不定期进行培训；科室内部
对本专业新知识、新技术进行定期业务学习，外科的医护人员有自
身的工作特点，集中培训很难覆盖到所有的人，可鼓励医护人员采
取自主学习的形式进行，职能部门定期考核其学习效果，鼓励外出
参加各种学术会议或进修，以提升业务及综合素质。

　　培训的方法可以是专题讲座、病例讨论、观看手术操作录像、
操作演示等，目前，专题讲座依然是目前手术部位感染培训的主要
形式，可以采取授课加小组讨论的形式，针对某一个课题，设计出
一些问题让大家来讨论，比如手术预防使用抗菌药物或不用抗菌药
物的利弊；或者使用案例研究方法，比如针对手术部位感染暴发事
件，让大家自觉找出问题的症结来分析问题，提出解决问题的方
法；还可以尝试使用一些新的参与式培训法，如角色扮演、情景模
拟、知识竞赛等多种模式的教育方式，吸引受训人员主动参与培训
活动，以达到培训效果。

五、培训效果的检验和改进

　　只有重视培训效果的检验和改进，才能不断促进培训效果，保
证感染控制措施的落实。在医院感染培训效果的检验过程中，应该
注意教学目标与手术医疗质量要求和医院感染管理要求等目标符合
程度，主要检验医护人员的知识技能掌握情况，解决实际问题的能
力，以及个人行为的变化。

　　通过培训效果检验，可以为改进培训计划指明方向。医务科及
感染管理科应深入了解各科室培训需求和感染现状，合理制订培训
计划，加强师资队伍建设，培养科室医疗质量管理小组成员科室业
务骨干成为培训师资，承担本科室的医务人员的日常培训及培训效
果的检验工作。

　　手术部位感染风险防控培训保障机制如图 6-3 所示。

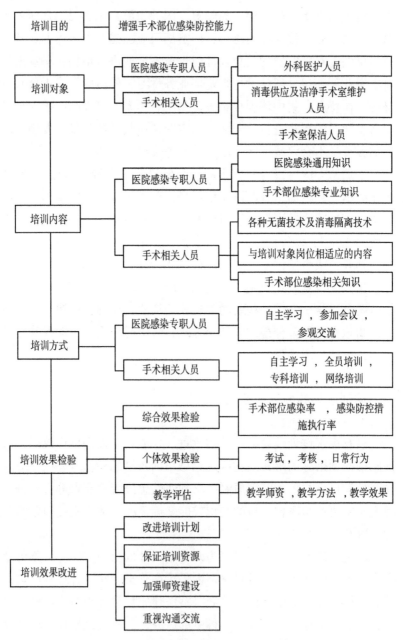

图 6-3 手术部位感染风险防控培训保障机制

第四节 手术部位感染风险防控文化保障机制

人是系统中的主导因素，要提高系统安全水平，首先要提高人的安全素养，通过培训，可以提高人的安全意识，但人的安全素养还包括情感、认知、态度、价值观、行为准则等，这些深层次安全素养的提高，仅通过培训是难以实现的，还需要系统的安全文化建设来实现[7]。医院感染文化建设包括管理制度文化体系和思想价值观文化体系，制度可以管理约束员工行为，思想和价值观可以激励员工的内生动力。

一、建立健全各项规章制度及操作规程

近年来，国家不断完善与手术医疗质量和医院感染有关的法规和技术标准，如《医疗机构手术分级管理办法》、《围手术期管理制度》、《临床技术操作规范》，医疗机构应认真贯彻国家的手术质量相关的制度和措施，并根据医院的发展和医疗工作情况，制定适合本医院的手术质量相关管理制度，健全各级人员岗位职责；制定各专业操作标准及技术规范，规范各项诊疗工作，使诊疗标准化、操作常规化；制定各种检查考核标准，把可考核、可量化的手术质量指标按照三个最小（物化到最小、量化到最小、考核到最小）原则，制定手术医疗质量评估体系及各项医疗服务流程的质量标准。强化医疗规章制度的执行，通过培训，让医务人员熟悉这些法规，并通过各种渠道加强医务人员对这些制度规程的认同感，提高医务人员在临床实践中对操作规范的执行力。

二、加强医学人文教育

围绕"以病人为中心、以质量为核心"原则，每年对医务人

员开展医疗质量与安全、服务理论、医德医风教育，培育质量心态，学习先进的服务理念、服务文化及服务艺术，灌输医患沟通技巧和人本管理思想，充分调动全员参与质量管理的积极性、主动性和创造性，增强质量意识、责任意识及标准意识，让他们清楚地认识到医院感染管理实际就寓于自身日常工作之中，就是岗位责任和依法开展执业活动的一部分。发挥安全文化建设的渗透力和影响力，达到教育人、约束人的目的，使职工形成对自己负责、对家庭负责、对医院负责，进而对社会负责的强烈的责任感与使命感，在潜移默化中形成自己的医疗安全道德观，使每个医务人员自觉地规范医疗行为，提升做好医院感染管理的内生动力和主动性。让保障患者安全、预防医院感染整合到医疗机构的每一个单元，注入到每一个操作规范之中。手术部位感染风险防控文化建设模式如图 6-4 所示。

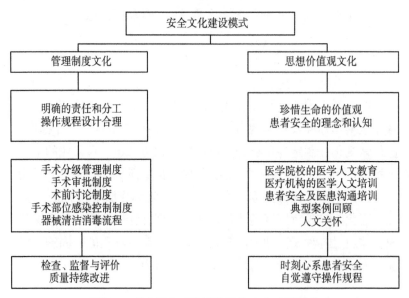

图 6-4 手术部位感染风险防控文化建设模式

第五节 手术部位感染风险防控管理模型

从系统管理论角度来讲,风险来源只有两种,即:主动犯错和系统隐患。主动犯错是指个人产生错误,而系统隐患是指在系统中本来应该有多个识别、监控、预警控制和处理风险的措施所组成的防御体系,体现在规章制度、仪器设备和管理活动中,正常状况能预警、防范、削弱、控制和补偿主动错误,但因种种原因,防御体系没有发挥作用,导致主动错误通行无阻,最终导致重大事故发生的隐患[8]。考虑到人的错误在所难免,所以必须建立一种系统机制来主动发现系统漏洞,消除隐患,完善防御系统和减少风险的发生。

综合前面四节的研究内容可知,手术部位感染风险管理就是要围绕医疗安全文化建设,建立合理的风险管理的技术保障机制、组织保障机制和教育培训机制。因此,可将手术部位感染风险防控管理模型概括成如图 6-5 所示的形式。

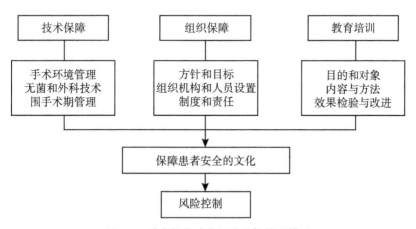

图 6-5 手术部位感染风险防控管理模型

手术部位感染防控是一个涉及卫生行政部门、医疗机构、医护人员的复杂系统工程，手术部位感染防控从机制上要优化资源配置、提升信息效率；制度安排上要健全规范指南、执行与考核体系；行动上要关注手术的环境、行为、用品；运用培训、监测、质控等手段促进感染管理工作的执行。

（郑丽英　雷君　庄建文　毛璐　孙鹏丽）

◎ 参考文献

1. Bitkover C Y, Marcusson E, Ransjo U. Spread of coagulase-negative staphylococci during cardiac operations in a modern operating room [J]. Ann Thorac Surg, 2000, 69 (4): 1110-1115.

2. Sossai D, Dagnino G, Sanguineti F, et al. Mobile laminar air flow screen for additional operating room ventilation: reduction of intraoperative bacterial contamination during total knee arthroplasty [J]. J Orthop Traumatol, 2011, 12 (4): 207-211.

3. Diab-Elschahawi M, Berger J, Blacky A, et al. Impact of different-sized laminar air flow versus no laminar air flow on bacterial counts in the operating room during orthopedic surgery [J]. Am J Infect Control, 2011, 39 (7): e25-e29.

4. Tammelin A, Hambraeus A, Stahle E. Source and route of methicillin-resistant staphylococcus epidermidi stransmitted to the surgical wound during cardio-thoracic surgery. Possibility of preventing wound contamination by use of special scrub suits [J]. J Hosp Infect, 2001, 47 (4): 266-276.

5. 付强, 赵烁, 刘运喜, 等. 新时期我国医院感染管理工作思考 [J]. 中华医院感染学杂志, 2016 (06): 1201-1204.

6. 杨基滨. 论企业安全文化及其建设 [D]. 中国地质大学（北京）, 2006.

7. 张菊. 轨道电路系统的安全分析与安全预警研究 [D]. 北京交通大学, 2014.

第七章　我国手术部位感染防控策略建议

　　我国手术部位感染防控在取得成效的同时，也面临一些问题。为了使手术部位感染管理协调有序发展，在卫生行政部门亟待加强手术部位感染相关法规建设和政策保障；在医疗机构层面，亟待健全医院感染管理机制。手术部位感染作为医院感染中的重要组成部分，它的各个层面、各个影响因素并不是单独存在、互不关联的，一个方面出现问题，势必会影响到其他方面，因此，手术部位感染是涉及政府、医疗机构、医务人员、患者的系统工程，必须兼顾各个方面的因素，均衡协调发展。

第一节　卫生行政部门层面

一、明确医院感染防控的学科定位

　　我国医院感染尚未成为国家学科分类认可的二级学科，专职人员的职称晋升存在诸多障碍，造成学科队伍不稳定，人才梯队建设存在较大问题，这些直接影响医院的感染管理质量。

　　从国际上看，医院感染问题自一开始便是作为重要的公共卫生问题来研究解决的。医院感染控制是公共卫生大学科体系的重要组成部分，并发挥着重要作用。美国 CDC、德国 RKI、欧洲 CDC 均建有完善的医院感染控制学科发展平台[1]。在我国，医院感染控制学科最初起步于公共卫生领域，但由于历史原因，在学科体系建设上，医院感染控制始终没有明确大学科的归属。在医院管理、护理及预防医学领域均设有医院感染相关学会组织，人力分散，以致学科发展广而不深。正是由于没有明确的学科定位，学科队伍散乱，无法有效组织长期的学科发展规划，造成了医院感染控制专业在人才梯队建设、教育、培训等方面与国外差距较大。医院感染管理人员多以护理转行为主，人员学历偏低，缺乏临床流行病、临床微生物等知识储备，知识结构不能满足医院感染控制的要求，与医院感染控制庞杂、繁重的工作内容以及对人员的专业及素质的较高要求形成突出矛盾。

医院感染监测早已成为各国 CDC 的工作重点之一，世界先进国家无不将医院感染监测控制纳入疾病预防控制学科大体系，在CDC 建有完善的医院感染监控研究部门，开展全国性的医院感染监测，定期或随时报告各种常见病原体以及特殊感染病原体的发病趋势，为国家的疾病预防控制打下坚实基础。

医院感染控制工作的好坏，在很大程度上取决于医院感染专职人员的组织协调能力及专业技术水平，建议应从国家层面明确学科定位，理顺职称晋升渠道，真正留住和吸引人才，促进医院感染学科的发展。

二、逐步完善手术部位感染相关的法律法规体系建设

2010 年以后，国家卫计委将全国医院感染管理工作由医政司护理处转隶到医政司医疗质量管理处，并相继建立了全国医院感染控制中心、医院感染标准委员会。近年来，国家卫生部相继出台了10 余部与手术部位感染防控有关的规范与标准，这些规范大多数得到了较好执行，对各地区的手术部位感染管理工作起到了较好的指导作用，使我国手术部位感染管理工作的科学化、规范化和标准化有了保障，有些措施在我国手术部位感染防控指南中不明确，可操作性不强，或与其他的医疗指南有出入，让临床实践无所适从。例如，在本书医护人员医院感染知识调查章节中，手术切口分类回

答正确率仅为 14.24%，目前我国手术切口分类有三种分类方法，感控、药学、医疗对手术切口分类均不一致，目前比较凸显的问题是我国手术部位感染防控指南确定的手术切口分类与病案首页切口分类标准不一致，这 2 个标准在国家层面是由不同部门制定的，但执行时都归口到外科医护人员，造成他们混淆概念，填报错误，病案统计科统计时都是按照病案首页切口分类来统计。还有手术风险分级中的指标，如手术时间，医院感染管理通用的是 75% 的百分位，如果手工统计，工作量太大，如果用计算机统计，很多医院并没有各种手术基线的 75% 的百分位手术时间，这些因素导致我国很多医院统计的手术风险分级的手术部位感染率基本不准确。中国医院协会出台的按 3 小时计算，因更具有可操作性，而被临床上广泛使用。

建议在国家层面进行科学严谨的调研论证，修订相应指南，与我国实际的医疗工作相结合，具有可行性与操作性，避免执行过程过于繁琐，以提高医护人员的执行力。对于 SSI 的监测，国家应建立统一的监测报告体系，统一数据的采集方法及监测定义。

三、理顺医院感染收费体系，促进感染防控措施的落实

我国的医院感染防控与疾病预防控制机构相互脱节，从卫生行政机构来说，未将医院感染控制作为公共卫生问题对待，造成我国医院感染控制陷入尴尬境地，既在医院难受重视，也得不到相应的公共卫生经费的支持[1]，从医院角度看，感染控制属于花钱的非营利部门；对临床科室而言，尽管感染控制非常重要，但由于目前科室成本核算体制问题，制约了其对医院感染控制工作的经济投入。

本书在研究现况调研中提到，一些已经明确有效的防控措施在医院执行不力，既有防控意识淡漠的问题，也有成本的问题，国内外手术部位感染防控指南均提出手术区备皮的方式采用不去毛或剪毛、脱毛剂脱毛的方式进行，但在我国手术部位感染管理现状调查发现，我国 60% 以上的医院仍采用传统的刮刀剃毛，对于术前备

皮方式与 SSI 的关系，临床医生护士与医院感染管理专业人员已有共识，而难于落实的原因之一还在于现有的医疗收费体系，目前术前备皮目前的收费价格是 5 元，已经远低于实际成本，而且剪毛备皮成本是剃毛的 2~3 倍，脱毛剂脱毛成本是剃毛的 10 倍，多出来的成本都需要科室自己承担，因此无论医院还是科室都没有改变的动力；指南中推荐的皮肤消毒剂也是因为成本高而且不能收费，从而阻碍了该措施在医院的推广。目前与医院感染防控有关的很多措施是不收费或低于成本价收费，因此医院感染防控的动力不足，仅靠行政力量督导防控措施落实，仍不足以改变现状。

现代手术技术飞速发展，术中越来越多地使用新材料、新技术、新器械，一方面创伤越来越小，减少了传统切口暴露过大感染的风险；另一方面，新的抗菌材料、器械材质更高效便捷，提高了手术的安全性，在给患者带来福音的同时，医院所背负的医院感染控制的成本越来越高，建议政府层面在制定医疗服务价格时应与时俱进，对一些循证证明明确有效的新方法进行科学严谨的调研论证，参考实际成本合理定价，应涵盖必需的人力成本和的辅助器械的成本，对于一些不能收费的项目，应根据目前市场行情适当增加收费项目，通过理顺医疗价格来促使院感防控措施落到实处。

第二节　医疗机构层面

一、建立全员参与及多部门合作的感控模式

医院感染管理是基于意识、制度、技术、能力和行为人的管理，不仅涉及医疗机构全方位、全环节，还涉及执业全过程和内部所有员工。医疗机构要增强广大医务人员和各部门各层级管理者对自身承担的医院感染管理责任的认知，推动责任主体对感控工作的领导，清楚地认识到"感控不是感染人的感控，是医疗机构中每一个人的感控"，医院感染管理实际就寓于自身日常工作之中，就

是岗位责任和依法开展执业活动的一部分。重视患者安全及医院感染控制的文化建设，更多地关注人性，关注诊疗行为和就医行为，引导和激励医务人员与患者一起完成高效、优质及安全的医疗过程，形成人人关注医院感染、人人维护患者安全的文化氛围。

我国很多医院的医务科、护理部对本部门在医院感染管理工作中的职能定位和所承担的管理责任认识不足，认为医院感染管理是感染管理部门的责任，其他管理部门只是配合，一些临床科室的负责人也忽视了自己在本部门医院感染管理的主体责任，因此，医疗机构应落实各职能部门及各级医务人员的责、权、利，制定手术医疗质量控制目标，明确各个部门的工作职能及责任分工，各级组织定期开展监督检查，实施以环节质量为重点的围手术期全面质量管理。医务科负责围手术期医疗管理、手术分级管理、手术人员的准入管理，定期督查手术安全核查、手术风险评估、术前讨论、三级查房、会诊、手术审批、谈话签字、抗菌药物分级管理等有关制度的执行情况。医院感染管理科对手术部位感染制度与方案的落实与监督执行，定期监测和检查，强化医院感染培训教育，对医院感染暴发事件进行调查分析，提出控制措施并负责落实等。各临床科室负责本科室医院感染管理制度的落实与执行，及时发现医院感染病例并报告，遇到疑难问题及时联系医院感染管理部门。

手术环节涉及医院多科室跨部门的协作，使用医疗资源最集中，感染控制措施涉及医务科、感染管理科、护理部、外科临床科室、手术室、麻醉科、医学工程部、消毒供应中心、后勤等多个部门，以全面质量管理为指导的手术部位感染控制需要各部门之间的合作，各部门要有自己管理的侧重点，既避免重复劳动，又要避免管理上出现真空地带。

二、重视医院感染，加大感控投入

我国很多医院不同层级的管理者对医院感染重视不够，从医院层面来说，在医院感染防控的投入不足，包括在人力、物力、财力方面的投入少。从医院中层管理者来说，很多科主任认为感染控制的主体责任是感控部门，而忽视了自己的责任，又考虑到成本核算问题，于是制约了科室对医院感染控制工作的经济投入。根据2016年医院感染经济损失的调查，使用2015年卫生年鉴数据推算，医院感染防控每年产生巨大的经济效益：减少了438万例医院感染的发生，避免了606亿元的经济损失，节约了7727万住院床日。①，但是，从卫生经济学角度来分析，医院感染实际上具有很好的成本效果和成本效益，因此医院领导者无论从医院发展的角度还是从保障患者安全的角度，都应该加强对医院感染工作的重视和投入。

（一）重视手术室、消毒供应中心等硬件设施建设与管理

目前基于循证医学研究的手术室的感染管理措施主要包括：手术室环境管理、人员控制、器械及物品的清洁消毒灭菌、患者皮肤准备、预防性使用抗菌药物、手卫生、消毒、皮肤保护膜的使用、术中保温、术中供氧。手术室环境、器械、物品管理不到位，会增加手术部位感染风险，甚至导致手术部位感染暴发。目前我国出现许多不分地区、医院级别、医疗水平与手术范围，争相上洁净手术间（部、室）项目的现象，在大规模的硬件环境设施改造之后，更重要的是，如何使管理措施跟上，从而保证这些硬件能够发挥更大的效用，特别应注意在使用过程中的监管。由于洁净手术间的能源消耗、设备维护以及管理成本较高，很多医院不能正常维护，反而增加了医院感染的风险。本研究现况调查发现，60%以上的医院不能按照标准进行维护，按照《洁净手术部技术规范》初效、中效、高效过滤器更换的时间间隔分别是3个月、6个月、12个月，更换一次的费用大约是3万~4万，由于维护成本太高，有30%的医院一直使用到过滤器报警才加以更换。

目前，医院手术部、消毒供应中心的环境控制发展趋势强调细菌控制的综合措施，先进的控制思路和合理的人、物流程安排，能够在有效控制交叉感染的前提下，简化建筑布局和净化空调系统的

---

① 2016年9月医院感染管理30周年总结会医政医管局樊静处长讲话。

布置，降低造价和运行费用，并使各种管理措施更易于执行。

医疗器械的清洗消毒和灭菌与医院感染的暴发密切相关。手术器械的细菌污染是手术部位感染外源性细菌的主要来源。按照国家消毒供应中心三个标准的要求，所有手术器械应统一在消毒供应中心清洗消毒灭菌，本书研究现况调查发现，所调查医院中只有50%能保证手术器械在消毒供应中心统一处理，其原因有医院利益分配的因素，更主要的原因是器械配备不足，不能完成周转。

在保证器械消毒灭菌质量方面，实现消毒供应中心的集中化管理，医院首先要破除既往的科室分割、分散清洗消毒的利益分配模式，要建设一支专业的消毒供应人员队伍，在空间、设备、设施，特别是管理机制上，要切实落实对消毒供应中心这一感染控制重要平台的建设，同时根据临床手术的需求，合理配置必要的手术器械，尽可能减少一些外来器械的使用和清洗、消毒、灭菌管理，同时，还应特别注意加强对一些使用率高、周转快、腔道结构复杂、附件种类繁多的腔镜的消毒供应管理。

（二）重视医院感染的信息化建设

建立高效反馈的医院信息化系统，是医院感染监测的重要保障，目前国内医院感染防控缺乏可靠数据导航和决策支持，无法实现科学的感控管理。本书研究现况调查发现，目前中国的医院感染漏报率达到50%，手术部位感染目标性监测患者术后随访率不到30%，而手术部位感染有40%可能发生在出院以后，如此种种，导致我国的手术部位感染率远低于实际的感染率，给医疗机构管理层及政府决策部门造成误导。

本书研究现况调查发现，63%医院安装了医院感染信息系统，但能满足手术部位感染监测需要的不到28%，部分原因是由于感染信息系统没有与其他医疗信息系统对接；部分原因是即使已对接，但由于各系统没有标准字典，不能互通、互联，提取不出过程数据。本书研究现况调查发现，60%以上的医院实现了感染病例的预警，但病例识别的自动化程度低，疑似病例的筛查准确性差。

在本书风险预警章节中，依据发生手术部位感染风险的概率，把患者分为高、中、低三组，其感染率分别为 3.63%、15.62%、48.53%，这三组人群在手术患者中所占的比例分别为 90%、8.5%、1.5%，通过信息化，可以筛选手术部位感染的高危人群，确定最有可能从降低手术部位感染干预措施中获利的人群，以节约手术部位感染防控成本，提高资源的利用效率。

医疗机构应加大对信息系统的投入，完善信息系统的功能，充分利用其产生的监测数据，提高医院感染的工作效率和工作质量。

三、重视手术医疗质量管理

（一）手术分级管理

手术部位感染作为外科术后常见并发症，是医疗质量控制的重点，外科医生的个人素质、医疗技术水平对手术医疗质量影响最大，是质量控制的基本点。医生的技术是决定手术部位感染最重要的风险因素，这一点已达成共识，但有效测量外科医生手术技巧与手术部位感染风险之间的关系则非常困难，因此通过对医疗机构、医生进行分级管理与准入管理可以实现对手术质量进行事前控制。

医疗机构应严格各级手术人员的准入管理，根据手术级别、专业特点、医师实际被聘任的专业技术岗位和手术技能，对医师进行临床应用能力技术审核，审核合格后，授予相应的手术权限。手术医师应根据级别实行不同级别的手术，疑难、危重、新开展的手术必须要进行术前病历讨论，严格执行手术审批制度，重大手术必须填写重大手术审批报告单。

（二）外科手术技术

外科治疗的最高目标应该是在对病人正常生理的最小干扰下，以最小的创伤为病人解除痛苦，去除疾病。在外科手术操作过程中，必须遵守无菌、隔离和微创等基本原则，应尽可能避免手术后的感染或病人机体组织不必要的损伤。外科手术发展至今，逐渐形成了一系列保障手术安全的规范流程，不管技术再怎么发展，无菌技术操作原则是根本，各种指南或策略都是在此基础上的进一步提高[2]。手术过程中应有严格的无菌观念及遵守无菌技术规范，注意术中的隔离技术，保护切口及脏器避免污染，手术操作过程中对组织轻柔爱护，最大限度地保存器官组织及其功能。

（三）围手术期管理

随着医学技术的发展，越来越多的高龄及有合并症的患者开始接受手术治疗，随着高危人群的增加，患者的病情越来越复杂，外科疾病和内科问题交织在一起，带来许多新的难题，因此通过多学科合作，加强围手术期的管理，是保障患者安全的关键环节。

在本书风险评估章节中，从风险发生可能性和后果严重性两个方面来评估围手术期诊疗过程中的风险因素，发现：患者基础情况评估纠正不足、手术技巧不足、手术环境维护不到位、手术野皮肤准备不足、术中保温不足、抗菌药物使用时间长是手术部位感染风险控制的关键环节，因此围手术期感染控制应着重关注以上几个重点。

医务科应加强手术安全核查、手术风险评估、术前讨论、三级查房、会诊、抗菌药物分级管理等有关制度执行情况的督查，保证手术质量。感染管理科应重点督查手术室环境、手术器械的管理，加强备皮、保温等感控措施的落实。

（四）抗菌药物使用管理

本书研究现况调查发现，我国抗菌药物管理卓有成效，清洁切口预防使用率控制在国家标准范围内，术前 0.5~2 小时给药率明显提高，但也存在着术后抗菌药物使用时间过长的问题，医生对手术部位感染风险缺乏足够认知，将使用抗菌药物视作预防和治疗感染的重要手段，而忽视了其他的感染控制措施的执行。在本书收集的 5067 例手术病例资料中显示，未使用用的占 7.31%，在使用抗菌药物的病例中，24 小时内、48 小时内、72 小时内、大于 72 小时停药的比例分别为：24.31、13.47、12.63、42.05，术后使用时间明显超出 2015 版抗菌药物使用规范，增加了感染防控的成本。

本书研究现况调查发现，2015年与2010年相比，手术部位感染耐药菌株逐渐增多，这可能与科室长期术后抗菌药物使用时间长有关。建议医院利用综合措施加强对术后抗菌使用的管理，在保障手术环境器械的基础上，强化无菌技术，逐渐让临床医生从抗菌药物保驾护航的认知中脱离。

（五）循证医学的应用

各种新方法、新技术、新产品不断涌入，是当今外科的特点之一，当前影响手术部位感染的因素有很多，控制手术部位感染发生的措施也有很多。近年来，外科治疗的进展之一是研究者们在充分重视手术干预和抗菌药物治疗的同时，从更广阔的视角看待疾病，力图从改善机体状况着手迎接感染的挑战。例如，以"免疫调理"的手段降低感染的易感性，以"代谢调理"的手段，增强机体对感染的防御能力，加强维护肠道屏障的措施以控制肠道内毒素和细菌易位等[3]，国内都已在临床上开始了有益的尝试，但尚需新的证据支持得出可靠结论。外科医生是推动技术进步的主要力量，应不断研究新理论，探索新技术去解决临床中存在的问题，对从临床实践中升华出来的外科新理论、新技术保持敏锐的辨别眼光，对其机制和利弊深刻理解后有效地应用于临床。

第三节　医护人员层面

在本书风险评估章节中，医护人员对手术部位感染的知识知晓率较低，医院感染知识主要来自于经验，他们很少去主动查阅手术部位感染相关的文献，如在术前备皮的问题上，有成本的原因，也有医生观念的原因，有相当一部分医生仍然遵循"眼见为净"的标准，习惯于选择刮刀剃毛，知识更新不够。

医护人员是手术部位感染防控的主体，也是责任人，应自觉遵守各种诊疗规范和主动防控医院感染，只有每一个人心中都有感控的概念，把院感防控当做自己的责任，医疗行为依法规范合规，医院感染防控措施才能真正落到实处。

（苏梅　何文英　张焱　李静　黄新玲）

◎ **参考文献**

1. 韩黎. 医院感染控制——重要公共卫生问题［J］. 中国感染控制杂志，2009，8（5）：331-333.
2. 任建安. 世界卫生组织手术部位感染预防指南介绍［J］. 中国实用外科杂志，2016，32（2）：188-192.
3. 任建安. 感染研究进展对外科临床实践的影响［J］. 中国实用外科杂志，2016（02）：129-132.

附录一　我国手术部位感染监测与防控调查表

填表说明：

1. 此表请医院感染管理部门负责人填写。

2. 请填写 2015 年的数据。

3. 填空题请将答案写在横线上，调查表中的开始时间是指该项工作开始开展的那一年的日期。选择题请在您认为恰当的选项□内打"√"，未标注为可多选的题均为单选题。

一、医院基本情况

1. 医院名称：填表人：_____　联系电话：_____

2. 医院地址：

3. 医院等级：①二级（□甲、□乙）

　　　　　　②三级（□甲、□乙、□丙、□合格）

4. 医院类型：□省部级　□地市级　□区县级

5. 医院类别：□教学医院　□非教学医院

6. 医院性质：□综合医院　□专科医院

7. 实际开放床位数（张）：_____

　　在编职工人数：_____

8. 设立独立的医院感染管理部门：

□是，_____年设立

□否，由科（处、部）分管院感工作

9. 设立医院感染管理委员会：

□是，年设立

□否

10. 医院感染管理专职人员数：_____人；兼职人员数：_____人

11. 医院感染管理人员中：博士_____人，硕士_____人，本科_____人，其他_____人。

12. 医院感染管理人员中：临床医学_____人，护理_____人，预防医学_____人，检验_____人，其他_____人。

二、手术部位感染管理情况

13. 2015 年基本医疗数据。

2015 年门急诊人次数：_____

2015 年平均住院日：_____

2015 年出院人次数：_____

2015 年医院感染例次数：_____

2015 年手术例数：_____

2015 年平均日手术量：_____

14. 2010—2015 年，感染管理科及医务科组织的与手术部位感染相关沟通会议年均几次？

　　□1~2 次　　　　　　　□3~4 次

　　□5~6 次　　　　　　　□大于 7 次

15. 外科各科室是否有医院感染监控小组？

　　□有（成立时间）　　　□无

16. 是否有关于手术部位感染的预防与控制制度？

　　□是　　　　　　　　　□否

17. 是否有关于手术部位感染监测的操作规程？

　　□是　　　　　　　　　□否

三、手术部位感染监测情况

18. 手术部位感染病例的报告方式：（多选）
    □网报（开始时间 _____年）□卡报
    □电话报告　　　　　　　　　□其他（请注明）

19. 如何发现手术部位感染患者？（多选）
    □信息化预警（开始时间）　　□在线查看电子病历
    □查阅纸质病历　　　　　　　□依靠医生上报

20. 如何诊断手术部位感染？（多选）
    □由主管医生诊断的 SSI
    □微生物检验结果
    □现场观察有脓性分泌物
    □其他（请注明）_____

21. 开展手术部位感染目标性监测：
    □是（开始时间 _____年）　　□否（继续下一题）

22. 目前尚未开展目标监测的原因：（多选）
    □人员不足
    □时间不足
    □知识缺乏
    □其他（请注明）_____

23. 手术部位感染监测结果的报告与反馈：
    □有（继续填 24、25 题）　　□无

24. 监测结果反馈对象：（多选）
    □上级相关部门
    □被监测科室
    □其他（请注明）_____

25. 监测结果分析与反馈频率：
    □每月 1 次
    □每季 1 次
    □每年 1 次

□其他（请注明）_____监测中期、结束时_____

26. 手术部位感染目标性监测患者是否进行出院后随访：

  □是（继续填 27 题）   □否（继续填 28 题）

27. 随访方式：（多选）

  □电话患者

  □信函患者

  □询问主管医生

  □其他（请注明）_____

28. 未开展随访的原因：（多选）

  □人员不足

  □时间不足

  □担心医患纠纷

  □其他（请注明）_____

29. 感染管理科在抗生素使用方面的职能：

  □主管部门   □参与管理

  □基本不管

30. 完成下表手术部位感染及抗菌药物使用情况（按要求的年份填写）。

项目 年份	总手术例数	手术部位感染例数	Ⅰ类切口感染率	Ⅰ类切口抗菌药物使用率	术前 0.5~2h 给药执行率	手术部位感染居前三位的感染病原体	手术部位感染目标性监测的主要手术类型
2010							
2011							
2012							
2013							
2014							
2015							

四、手术部位感染防控情况

31. 去除手术区域毛发的时间：
    □术前一个工作日
    □术前 2 小时内（开始日期）
    □常规不去除（跳过 20 题）
    □其他（请注明）

32. 去除皮肤毛发的方法：
    □刀片刮除　　　　　　　□化学脱毛法
    □电动剪毛　　　　　　　□常规不去除
    □其他

33. 术前沐浴：
    □不强调
    □告知患者术前进行沐浴
    □强调术前使用抗菌沐浴液
    □使用含洗必泰成分的皂液（开始日期）
    □其他（请注明）

34. 手术区域皮肤消毒方法：
    □碘伏
    □碘酒加酒精
    □氯己定加酒精（开始日期）
    □其他（请注明）

35. 手术中是否使用皮肤/伤口保护贴膜？
    □是（继续填 36 题）　　　□否

36. 手术膜类型：（可多选）
    □普通手术贴膜　　　　　□含碘手术贴膜
    □薄膜类手术铺巾　　　　□切口保护罩
    □其他（请注明）

37. 术中保温：
    □是（继续填 38 题）　　　□否

38. 保温方式：

　　□加盖被子　　　　　　　□升高室温

　　□液体加温　　　　　　　□加热毯

　　□其他

39. 近 5 年是否发生过手术部位感染暴发事件？

　　□发生过　　　　　　　　□未发生过

若发生：发生时间_____、科室_____、感染例数_____、感染部位_____、病原菌_____、主要原因_____。

40. 手术部位感染防控知识培训：_____

41. 2010—2015 年，感染管理科及医务科组织的对手术相关人员培训的年均次数：

　　□1~2 次　　　　　　　　□3~4 次

　　□5~6 次　　　　　　　　□>7 次

42. 培训的对象包括：（可多选）

　　□临床医生　　　　　　　□手术室护士

　　□CSSD 人员　　　　　　□其他

五、手术室管理情况

43. 是否设置洁净手术间？

　　□是，_____间

　　　（开始使用洁净手术间时间：_____年_____月）

　　□否

44. 有普通手术间的，普通手术间空气消毒方式：

　　□紫外线　　　　　　　　□空气消毒机

　　□其他_____

45. 是否设置隔离手术间？

　　□是　　　　　　　　　　□否

46. 目前外科手卫生方式主要采用以下何种方式？

　　□酒精浸泡消毒　　　　　□碘伏刷手

□外科洗手液刷手　　　　　□免刷外科洗手液涂抹

47. 外科洗手水龙头为：

□手触式　　　　　　　　□脚踩式

□感应式　　　　　　　　□肘触式

□其他_____

48. 消毒供应室建立时间为_____年_____月。

49. 医疗器械使用后清洗、消毒/灭菌的地点。

普通器械：清洗　□手术室　□供应室，

　　　　　灭菌　□手术室　□供应室

外来器械：清洗　□手术室　□供应室，

　　　　　灭菌　□手术室　□供应室

腔镜器械：清洗　□手术室　□供应室，

　　　　　灭菌　□手术室　□供应室

腔镜镜头消毒灭菌方式：□消毒液浸泡

　　　　　　　　　　　□过氧化氢等离子灭菌

六、医院感染信息化系统

50. 医院感染管理信息系统：

□有（开始日期）　　　　　□无

51. 系统来源：

□自行开发

□购买软件系统，软件系统名称_____

52. 医院感染管理信息系统与医院信息系统（HIS）是否有对接？

□是　　　　　　　　　　□否

53. 医院感染管理信息系统与医院信息系统（HIS）是否对接良好，所获取数据能否满足工作需要？

□是　　　　　　　　　　□否

54. 医院感染信息系统与手麻系统是否有对接？

□是　　　　　　　　　　□否

55. 医院感染信息系统与手麻系统是否对接良好，所获取数据能否满足工作需要？

　　　　□是　　　　　　　　　　　□否

56. 手术部位感染监测目前使用信息系统的哪些功能？（可多选）

　　　　□感染资料统计
　　　　□感染病例预警
　　　　□查阅电子病历及相关内容
　　　　□与临床医生沟通
　　　　□报告手术部位感染病例
　　　　□其他（请注明）_____

57. 您认为手术部位感染管理中存在的主要问题和面临的最大的困难是什么？有什么建议？（可附页）

附录二　手术病例信息个案登记表

一、一般情况

住院号：_____　姓名：_____　科室_____

年龄_____岁　性别：_____

入院日期（　　年　月　日）_____

出院日期（　　年　月　日）_____

主要诊断_____　体重_____kg　身高_____cm

合并基础性疾病：

□糖尿病　□慢性阻塞性肺病　□恶性肿瘤

□营养不良或低蛋白血症　□周围血管病变

□慢性肝肾疾患　□高血压　□冠心病　□贫血　□其他

术前免疫感染状态：

□术前10天内使用激素或免疫抑制剂

□术前7天内存在其他部位感染

术前2日内有：

□炎症反应　□脓毒血症或败血症　□电解质紊乱

术前7天内检查结果：

最高血糖_____mmol/L；最高白细胞_____WBC10^{9}/L；

中性粒细胞百分比_____%；

最高体温_____℃；最低白蛋白_____g/L；

最低血红蛋白：_____g/L。

二、手术情况

手术名称：＿＿＿＿＿＿＿＿＿＿＿＿＿＿＿＿＿＿＿＿＿＿＿

手术日期＿＿＿＿＿＿＿（　　年　月　日）

手术类型：□急诊　　□择期

手术切口分类：［Ⅰ类/Ⅱ类/Ⅲ类/Ⅳ类］

植入物：□是　　　□否

手术持续时间＿＿＿＿＿＿＿分钟

内镜手术：是/否　失血量＿＿＿＿＿＿ ml

麻醉 ASA 分级：［Ⅰ级/Ⅱ级/Ⅲ级/Ⅳ级/Ⅴ级］

麻醉类型：全麻/非全麻

主刀姓名：＿＿＿＿＿＿

主刀级别：□主任医　　□副主任医　　□主治医　　□住院医

三、抗菌药物使用情况

术前 7 天内用药：□是　　　□否

抗菌药物名称 1 ＿＿＿＿＿＿＿，起＿＿＿＿＿＿停＿＿＿＿＿＿日期

术前 0.5~2 小时内用药：□是　　　□否

抗菌药物名称＿＿＿＿＿＿＿

手术时间超过 3 小时或出血量大于 1500ml 术中是否追加抗菌药物？是/否

术后用药：□是　　　□否

术后停药时间：□<24h　□<48h　□<72h　□>72h

抗菌药物名称 1 ＿＿＿＿＿＿＿，日期：起＿＿＿＿＿＿停＿＿＿＿＿＿

抗菌药物名称 2 ＿＿＿＿＿＿＿，日期：起＿＿＿＿＿＿停＿＿＿＿＿＿

四、医院感染情况

切口感染征象：□是　　　□否

术后 3~5 天内：

最高白细胞_____ WBC10^9/L；中性粒细胞百分比_____%；

最高体温_____ ℃；降钙素原 _____ μg/L；

C 反应蛋白 _____ mg/L；白介素 6 _____。

脂肪液化：□是　　□否

切口裂开：□是　　□否

手术部位感染：□是　　□否

感染日期（年月日）_____

感染部位：□表浅切　口感染　□深部切口感染

　　　　　□器官腔隙感染

微生物学培养：□是　　□否

送检日期_____　病原体名称_____

五、随访情况

是否随访：□是　　□否

随访方式：□医生　　□患者

手术部位感染：□是　　□否　　□怀疑

感染部位：□表浅　　□深部　　□器官腔隙

感染日期：_____

调查者：_____　　调查日期：_____

附录三　医护人员手术部位感染风险认知调查问卷

　　您好！非常感谢您在百忙中参加本次问卷调查。本次调查旨在了解您对手术部位感染风险认知情况，需要外科医生、外科护士配合填写，请您根据您所了解和体会到的真实情况填答，并尽可能回答所有问题，未标注为可多选的均为单选题。谢谢！

一、基本情况

　　1. 您供职医疗机构所在地区：

　　　　□东部　　　　　　　　　□中部

　　　　□西部

　　2. 医院等级：

　　　　□三级　　　　　　　　　□二级

　　3. 性别：

　　　　□男　　　　　　　　　　□女

　　4. 年龄：

　　　　□ 20～29 岁　　　　　　□ 30～39 岁

　　　　□ 40～49 岁　　　　　　□ 50～59 岁

　　5. 工作年限：

　　　　□<5 年　　　　　　　　□ 5～10 年

　　　　□ 10～20 年　　　　　　□>20 年

　　6. 工作科室名称：

　　　　□普外　　　　　　　　　□骨科

    □胸外   □神外

    □泌外   □急外

    □妇产   □手术室

    □其他外科

7. 职业：

    □医生   □护士

8. 职称：

    □初级   □中级

    □高级

9. 学历：

    □中专   □大专

    □本科   □硕士

    □博士

10. 手术切口针眼处有少量脓性分泌物，可以诊断为手术部位感染吗？

    □是   □否

    □视分泌物多少和微生物培养结果而定

11. 坏疽性阑尾炎穿孔是几类切口？

    □清洁切口   □清洁-污染切口

    □污染切口   □感染切口

12. 您认为去除手术区域毛发的最佳时间是：

    □术前一日   □术前 2 小时内

    □不确定

13. 洁净手术室连台手术之间是否需要留有 15~30 分钟的自净时间？

    □是   □否

    □不确定

14. 麻醉与手术部位感染的关系：

    □是   □否

    □不确定

15. 手术患者预防用抗菌药物的最佳时间：

　　　　□术前 30 分钟~2 小时　　　□术前一日
　　　　□术后即刻

16. 您认为手术部位感染防控：
　　　　□非常重要　　　　　　　　□重要
　　　　□一般　　　　　　　　　　□不重要
　　　　□非常不重要

17. 您认为手术部位感染的发生：
　　　　□完全不能预料　　　　　　□基本不能预料
　　　　□一般　　　　　　　　　　□基本可以预料
　　　　□完全可以预料

18. 您认为手术部位感染的发生：
　　　　□完全不能避免　　　　　　□基本不能避免
　　　　□一般　　　　　　　　　　□基本可以避免
　　　　□完全可以避免

19. 您认为手术部位感染与患者病情和医疗操作哪个关系更大？
　　　　□与患者病情关系更大
　　　　□与医疗操作关系更大
　　　　□不好说哪个关系更大，综合作用的结果

20. 手术部位感染是否给您带来压力？
　　　　□没有压力　　　　　　　　□有一点压力
　　　　□一般　　　　　　　　　　□压力比较大
　　　　□压力很大

21. 您认为发生手术部位感染风险对你的影响：
　　　　□完全没有　　　　　　　　□很小
　　　　□一般　　　　　　　　　　□较大
　　　　□很大

22. 发生手术部位感染对你工作的影响主要体现在：［多选题］
　　　　□增加工作量　　　　　　　□声誉
　　　　□心理压力

23. 你认为发生手术部位感染对患者的影响：［多选题］

        □身体痛苦　　　　　　□精神痛苦
        □增加医疗费用　　　　□延长住院日

24. 您认为发生医院感染对医院的影响：[多选题]
        □降低床位周转率　　　□没什么影响
        □增加科室收入　　　　□医保费用超标
        □医患矛盾增加

25. 当你管的患者发生手术部位感染时，你是否担心？
        □完全没有　　　　　　□很小
        □一般　　　　　　　　□较大
        □很大

26. 你相信自己能够采取各种措施，避免手术部位感染吗？
        □不同意　　　　　　　□部分同意
        □基本同意　　　　　　□较同意
        □非常同意

27. 如果发生手术部位感染，你相信你能采取有效措施应对吗？
        □不同意　　　　　　　□部分同意
        □基本同意　　　　　　□较同意
        □非常同意

28. 当你习惯认为有效的手术部位感染防控措施与国家新法规的手术部位感染防控措施不一致时，你会：
        □还按自己的习惯　　　□尽量按国家的新规定执行
        □查文献、循证后再决定

29. 当择期患者有手术需要但感染风险极大时，你会：[多选题]
        □告知患者风险极大，采取保守治疗
        □做好充分准备后做手术
        □请其他有经验的人做
        □转院

30. 手术后担心患者发生手术部位感染，你会：[多选题]
        □延长抗菌药物使用时间

　　□加强其他相关诊查措施

　　□自觉规范诊疗操作时自己的行为

31. 连台手术需要自净时间，你会：

　　□耐心等待

　　□不情愿，但还是等待自净时间

　　□坚持要连着做，不给自净时间

32. 选择抗菌药物时，你选择的依据是：［多选题］

　　□科室习惯用法　　　　　□个人经验用法

　　□根据药敏结果　　　　　□根据价格、疗效、病情

33. 在患者病情容许的情况下，对于术前沐浴，你会：

　　□强调患者术前使用含氯己定的抗菌沐浴液沐浴

　　□告知患者术前沐浴

　　□视病情而定

34. 腹部手术，手术区域毛发不浓密，不干扰手术操作，你的选择是：

　　□不刮毛，只要求其清洁

　　□常规用刮刀刮除

　　□用新式的备皮器

35. 手术区皮肤消毒时，你愿意选择的皮肤消毒剂是：

　　□碘酒+酒精

　　□碘伏

　　□含有碘伏+氯己定的新型消毒剂